中國近現代頤養文獻彙刊·導引攝生專輯 第十六册

劉曉蕾 主編

新編壽世傳真
內功十三段圖説
夷門廣牘之赤鳳髓

廣陵書社

中國近現代頤養文獻彙刊·導引攝生專輯

第十六册

[illegible] 主編

[illegible]

內功十三段圖說

[illegible]

新編壽世傳真

〔清〕徐文弼　輯

影印乾隆三十六年刻本

新編壽世傳真

〔清〕徐文弼 撰　[illegible]刻本

序

豐城徐藎山編

纂述家至今日称極盛矣緗帙縹囊鴻纖畢備凡其美而傳〻而久莫不以適於用之為貴若如養生家言意主頤性全真粗之則却疾延年使人〻各得安其壽命以返一世於隆古宜為有用之尤者顧其書至今實少善绪言流傳若存若昧論者未涉其涯輒

概屏爲外道以爲山林獨善之士或有取焉而不知爲日用飲食間盡人可行斯豈非纂録者猶有缺陷而仁壽之術終當有待而傳者歟不佞自庚寅秋視鹾來京次年爲慈寧大慶得與匝海臚歡共依日月之光時則豫章徐鳴峯先生以補選全曹同集叙其始則與不佞嘗並

時與校有寅僚之誼過從加密鳴峯蓋今之有道而文者平生著作等所刻詩法吏治二書行於海内於學無所不通而雅性淵冲寓物而不留物獨與不佞情親其蘊致已可概見常為題其小照四幅顏以邃德同增四字且約他年更續佳話已而出所輯壽世傳真一册見示屬為叙其首簡余既喜其成書之義

與鄙見適合又嘉鳴峯真能以壽身者壽世其言尤信而有徵也常謂著書者意茍近名往往獵取難深示不可測況如服食煉養家談空說渺象罔都學者置而不視河漢其言誠無足怪今視此編於頤性全真之道卻疾延年之方、莫不擷其精華導以竅要明白簡易本末具談不出布帛菽粟之談盡為日用行習之事學者誠手一編知所從来將人不免仕與隱地不必諠與寂隨時隨處盡可用功進之可觀九似之成退亦不失一溉之效洵乎度世之津梁衛生之寶筏也鳴峯在學校為賢師儒在民社為良父母今以需次暇晷不忘著述一本其念切民物善與人同之願以助成我

國家太和翔洽之休將人游化宇世盡登春臺有不在
茲者乎爰不辭衰朽鈍毦欣然泚筆而為之序乾隆
三十有六年辛卯歲嘉平月
欽賜國子監司業香山老人年家舊寅弟王世芳拜撰
時年一百十三歲

壽世傳真目錄

修養宜行外功第一

修養宜知要知忌知傷第四

十要　十忌　十八傷

修養宜四時調理第五

春三月調理法　夏三月調理法

秋三月調理法　冬三月調理法

修養宜飲食調理第六

日用食物

穀類

粳米 糯米 粟米 大麥 小麥 蕎麥
高粱 御米 芝蔴 苡仁 菉豆 黄豆
黑豆 蚕豆 豌豆 赤小豆

獸類

猪 羊 牛 犬 鹿 兎 麂 熊 麞 狸

虎 豹 馬 驢 野猪

禽類

鵝 鴨 鶩 野鴨 鴨雞 鴿 斑鳩 麻雀

鸕鷀 雁

水畜類

燕窩　海參　鮑魚　魚翅　鯉　鱘鰉　鰣

鱸　鯖　鯿　鯽　鰱　鱖　鯇　鮎　鯗

白魚　鰷　魦　鮈　銀　烏魚　鮰　鱔　鰻

鰍　鱉　龜　蝦　蠏　螺　蟶　海蜇

菜類

韭　蒜　葱　薤　芸苔　芥　油菜　莧菜

馬齒菜　莧菜　菠菜　萵苣　苦蕒　蘿蔔

茼蒿　芹　蔞蒿　莙薘　黄芽　菘　蒪　虀

蕨　芋　薯　山葯　百合　香椿　茭苩

蘆笋　竹笋　扁豆　豇豆　紫蘇　茄子

枸杞　蕈　蘑菇　淡菇　金針菜　紫菜

菌子　木耳　石耳　香芃

瓜類

冬瓜　瓠瓜　西瓜　菜瓜　甜瓜　苦瓜

南瓜　絲瓜　王瓜　黄瓜　香瓜　木瓜

菓類

棗子　柿子　栗子　榛子　桃子　李子

杏子　梅子　橘子　柑子　橙子　柚子

香櫞　金橘　梨　佛手柑　蘋菓　林檎

白菓　核桃　橄欖　荔枝　龍眼　榧子

葡萄　桑椹　枇杷　柏子仁　山查　石榴

櫻桃　楊梅　落花生　蓮子　藕　菱　芡實

荸薺　甘蔗　白糖　紅糖　蜜糖　飴糖

梹榔

雜食類

天雨水　露水　雪水　氷水　海水　江河水

泉水　溫泉水　井水　醎水　地漿水

陰陽水　揚劳水　百沸水　屋漏水　花瓶水

鹽滷水　米泔水　甑氣水　飯湯水　茶

孩兒茶　酒　燒酒　高糧酒　粟米酒　蔴油

菜油　豆油　桐油　塩　醋　醬　糟　紅曲

芥辣　茴香　花椒　胡椒　紅椒　烟草

齋戒語

修養宜隄防疾病第七

心臟　肝臟　脾臟　肺臟　腎臟

修養宜護持藥物第八

長春至寶丹　老年常服精力不衰方　八仙糕

回春烏龍丸　牛骨髓膏　脂桃膏　牛乳膏

蓮薏粥　黃耆湯　延年益壽丹　加味安神丸

加減資生丸　辟寒丹　辟暑丹　自然烏鬚方

新編壽世傳真

香山老人王世芳定　鳴峯　徐文弼編

總述

程伊川曰世間有件事可由人力爲國而至於祈天永命養形而至於卻疾延年爲學而至於希賢希聖此三事分明人力可以勝造化只是人不爲耳

真言曰凡人着不得力者身外之事也着得力者身内之事也着力身外之事都無益着力身内之事可以延年益壽

又曰雖少年致損氣弱体枯若晚年得悟防患補益血氣有增而神足身泰可以永年

又曰人年紀一老則百節病生四體皆患即此便是

苦獄平日若趂早用功便可免此苦獄奈何明知

而故不為豈不可惜

又曰分明一條好活路如何不走

愚謂箕疇五福以壽為先以考終正命為全方幸

生逢

盛世翔洽太和海宇承平室家保聚既無擾攘憂戚

之患又無凶荒夭札之傷宜化日舒長咸登壽域而猶或不盡其天年謂非自戕厥生罔識衛生之術歟此修養所宜亟講也

修養宜行外功第一

外功有按摩導引之訣所以行血氣利關節辟邪外干使惡氣不得入吾身中耳語云户樞不蠹流水

不腐人之形体亦犹是也故延年却病以按摩導引為先此訣傳自先哲至平至易非他奇技異術可比即大聖所謂血氣有未定方剛既衰之時此則預保其衰固守身之要道也是道人人皆能而人不皆行者其故有三一則倚恃壯盛疾苦未形雖劝導之而亦不肯行一則經營職業竭蹶不遑

雖欣慕之而又不暇行一則体氣衰憊牽動維艱雖追悔而卒不及行人果堅其信心策其懈志一意念及此身宜保防患未然如飢之需食寒之求衣未有不得飽且暖者即謂年壽各有定数亦當圖正命考終與其疾痛臨身呻吟卧榻寄命於庸醫之療治乞灵於冥漠之祈禱何如平時習片刻

之勤免後日受諸般之苦今爲就五官四体各有所宜按摩者列之爲分行外功又取前人所定修序俾得周到者統之爲行外功分合雖殊按摩無異任人審擇而從焉事爲此固隨人隨地可行亦即時即到見效愚年邁届衰而体氣仍旺耳聽目視手持足行且有壯盛儕輩所弗及者誠得之於己

信而有徵故不憚穎舌焦敝𣃁以壽身者壽世願無負此婆心則幸矣

分行外功訣

心功 一凡行功時先必冥心息思慮絶情慾以固守神氣

身功 一盤足坐時以一足跟抵住腎囊根下合精

無漏一垂足平坐膝不可抵臂子不可着在所坐處凡言平坐高坐皆坐於榻与椅上

一凡行功畢起身宜緩緩舒放手足不可急起

二凡坐宜平直其身豎起脊樑不可東倚西靠

首功

一兩手掩兩耳即以第二指壓在中指上用

第二指彈腦後兩骨作响聲謂之鳴天鼓治風池邪氣

一兩手扭項左右反顧肩膊隨轉

一兩手相叉抱項後面仰視使手与項爭力

去肩痛目昏爭力者手着力要向前項着力要向後

面功

一用兩手掌相摩使熱隨向面上高低處揩之，皆要遍到，再以口中津于掌上，擦熱揩面上多次。凡用兩手摩熱時，宜閉口鼻氣摩之，能令皺斑不生，容顏光澤。

耳功

一耳功，按抑左右多數，謂以兩手按兩耳輪一上一下摩擦，所謂營治城郭，令人听徹。一

平坐伸一足屈一足横伸兩手直豎兩掌向前若推门狀扭頭項左右顧各七次除耳鳴

目功

一每睡醒且勿開眼用兩大指背相合擦熱揩目十四次闭住暗輪轉眼珠左右七次緊闭少時忽大睜開能保鍊神光永無目疾

一用兩大指背曲骨重按兩眉旁小穴三九

二十七遍又以手摩兩目覌上及旋搏耳行三十遍又以手乘逆額從兩眉中间始以入腦後髮際二十七遍仍須嚥液無数治耳目能清明

一用手按目之近鼻兩眦即眼角闭氣按之氣通即止常行之能洞視

一蹺坐以兩手據囬頭用力視後面五次謂之虎視除胸臆風邪

一凡行功時必閉口

口功

一口中焦干口苦舌澁嚥下無津或吞嚥喉痛不能進食乃熱也宜大張口呵氣十數次鳴天鼓九次以舌攪口内嚥津復呵復嚥候

口中清水生即熱退臟涼又或口中津液冷淡無味心中注注乃冷也宜吹氣温之候口有味即冷退臟暖

一每早口中微微呵出濁氣隨以鼻吸清氣嚥之

一凡睡時宜閉口使真元不出邪氣不入

舌功

一舌抵工腭津液自生再攪滿口鼓漱三十六次作三口吞之要汩汩有聲在喉謂之漱嚥灌溉五臟可常行之

齒功

一叩齒三十六遍以集身神

一凡小便時閉口緊咬牙齒除齒痛

鼻功

內經曰陽氣和利滿于心出于鼻故噴嚏

一兩手大指背擦熱揩鼻工三十六次能潤

肺

一視鼻端白數出入息

一每晚覆身臥暫去枕從膝灣反豎兩足向上以鼻吸清氣四回又以鼻出氣四回氣出極力後令微氣再入鼻中收納能除身熱背

痛

手功

一兩手相叉虛空托天按項二十四次除胸邪

一兩手一直伸向前一曲迴向後如挽五力弓狀除臂腋邪

一兩手相捉為拳搥背膊及腰腿又反手搥

背工各三十六

一兩手握固曲肘向後頓掣七次頭隨肘向

左右扭治身上火丹疮瘩

一兩手作拳用力左右各虛築七次除心胸

風邪

足功

一正坐伸足低頭如礼拜狀以兩手用力扳

足心十二次

一高坐垂足將兩足跟相对扭向外復將兩足尖相对扭向内二十四遍除兩腿風氣

一盤坐以一手捉腳指以一手指腳心湧泉穴風濕皆從此入以至熱止後以腳指畧動轉數次除濕氣健步

一两手向後據床跪坐一足將一足用力伸缩各七次左右交换治胫膝腫

一徐行手握固左足前踏左手攞向前右手攞向後右足前踏手右前左後除两肩邪

肩功

一两肩連手左右輪轉為轆轤各二十四次

先左轉後右轉曰单轆轤左右同轉曰双轆

轤一調息神思以左手擦臍十四次右手亦然復以兩手如數擦脇連肩擺摇七次嚥氣納于丹田握固兩手屈足側卧能免夢遺

一兩手據床縮身曲背拱脊向上十三牽除心肝邪

腹功

一兩手摩腹移行百步除食滯閉息而想丹

田火自下而上遍燒其體即十二段錦所行

腰功　一兩手握固拄兩脇肋擺搖兩肩二十四次除腰肋痛一兩手擦熱以鼻吸清氣徐徐從鼻放出用熱手擦精门即背下腰軟處

腎功　一用一手兜裹外腎兩子一手擦臍下丹田左右換手各八十一遍　訣曰一擦一兜左

右換手九九之數真陽不走

一臨睡時坐于床垂足解衣閉息舌抵上腭目視頂門提縮谷道如忍大便狀兩手摩擦兩腎腧穴各一百二十能生精固陽除腰疼稀小便以上分外各條隨人何處有患即擇何條行之或預防無患之先亦隨人擇取焉

合行外功訣歌

十二段錦歌

閉目冥心坐　握固靜思神　叩齒三十六

兩手抱崑崙　左右鳴天鼓　二十四度聞

微擺撼天柱　赤龍攪水津　鼓漱三十六

神水滿口勻　一口分三嚥　龍行虎自奔

閉氣搓手熱　背摩後精門　盡此一口氣
想火燒臍輪　左右轆轤轉　兩脚放舒伸
叉手双虛托　低頭攀足頻　以候神水至
再漱再吞津　如此三度畢　神水九次吞
嚥下汩汩响　百脉自調匀　河車搬運畢
想發火燒身　舊名八段錦　子後午前行

勤行無間斷　萬病化為塵
以工係通身合總行之要依次序不可缺不可亂
先要記熟此歌再詳看後圖及每圖詳註各訣自
無差錯

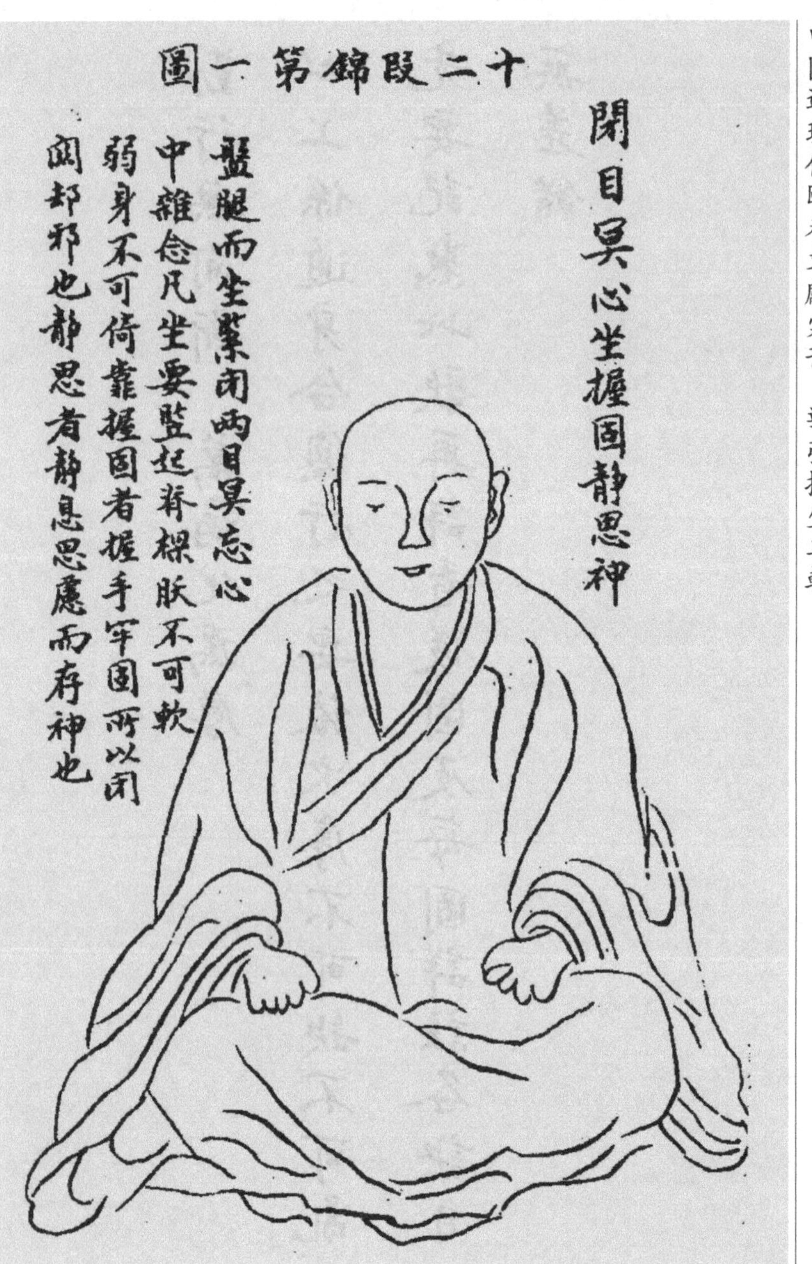
十二段錦第一圖
閉目冥心坐握固靜思神
盤腿而坐緊閉兩目冥忘心
中雜念凡坐要豎起脊樑腰不可軟
弱身不可倚靠握固者握手牢固所以閉
關卻邪也靜思者靜息思慮而存神也

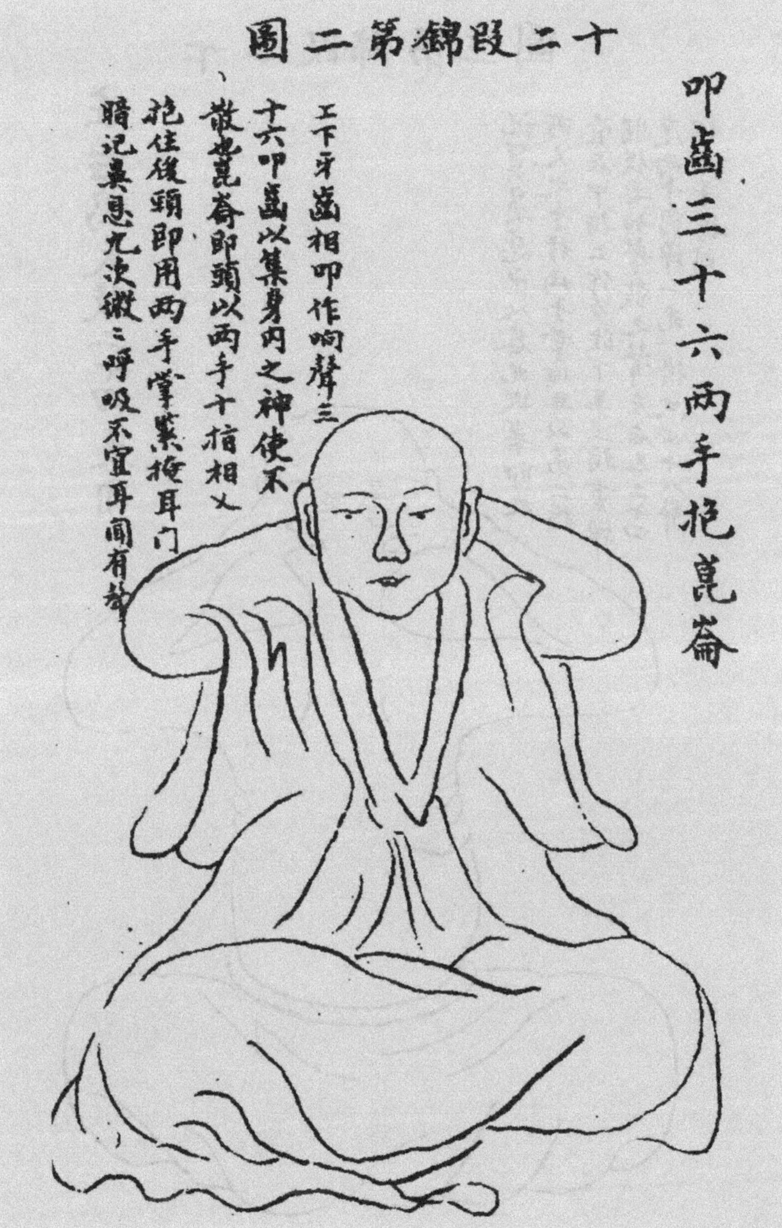
十二段錦第二圖
叩齒三十六兩手抱崑崙
上下牙齒相叩作响聲三
十六叩齒以集身内之神使不
散也崑崙即頭以兩手十指相叉
抱住後頸即用兩手掌緊掩耳门
暗記鼻息九次微微呼吸不宜耳聞有聲

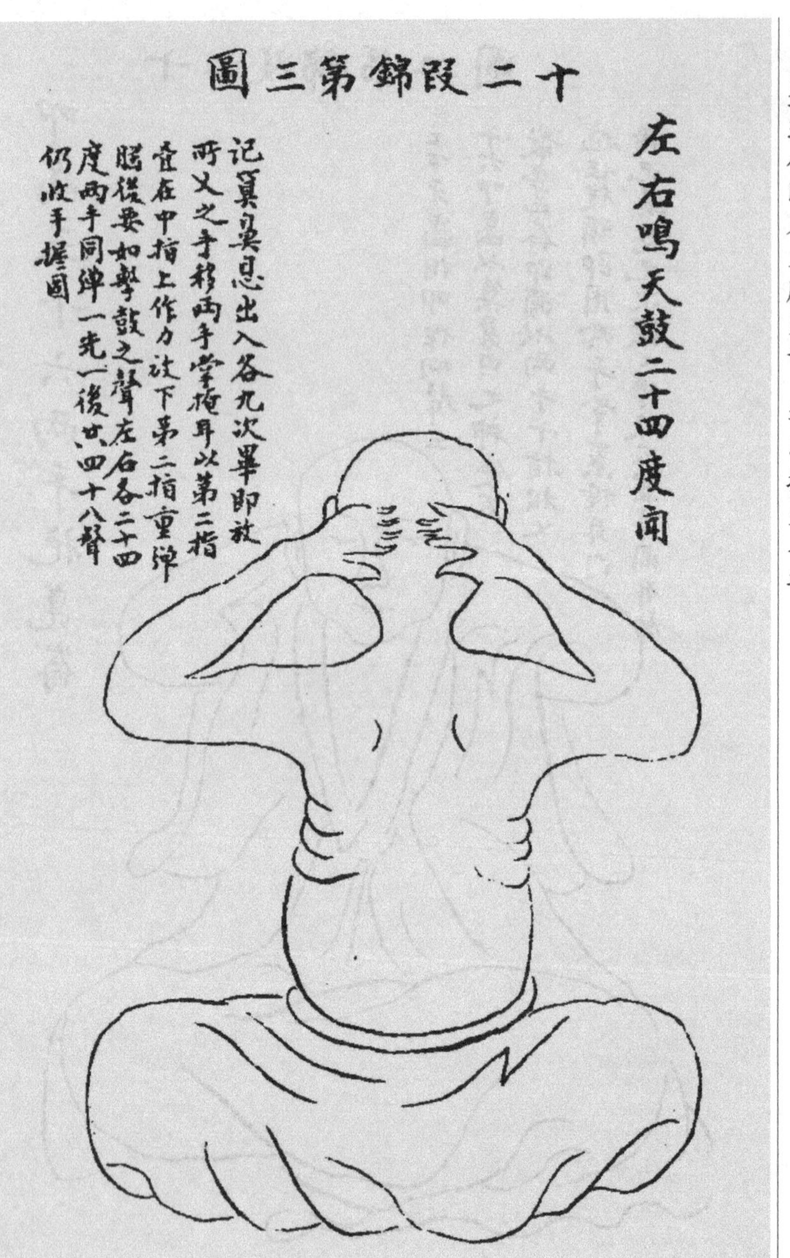
十二段錦第三圖
左右鳴天鼓二十四度聞
記算鼻息出入各九次畢即放所叉之手移兩手掌掩耳以第二指壘在中指上作力放下第二指重彈腦後要如擊鼓之聲左右各二十四度兩手同彈一先一後共四十八聲仍收手握固

十二段錦第四圖

微擺撼天柱

天柱即後頸低頭扭頸向左右側視肩亦隨頭左右搖擺各二十四次

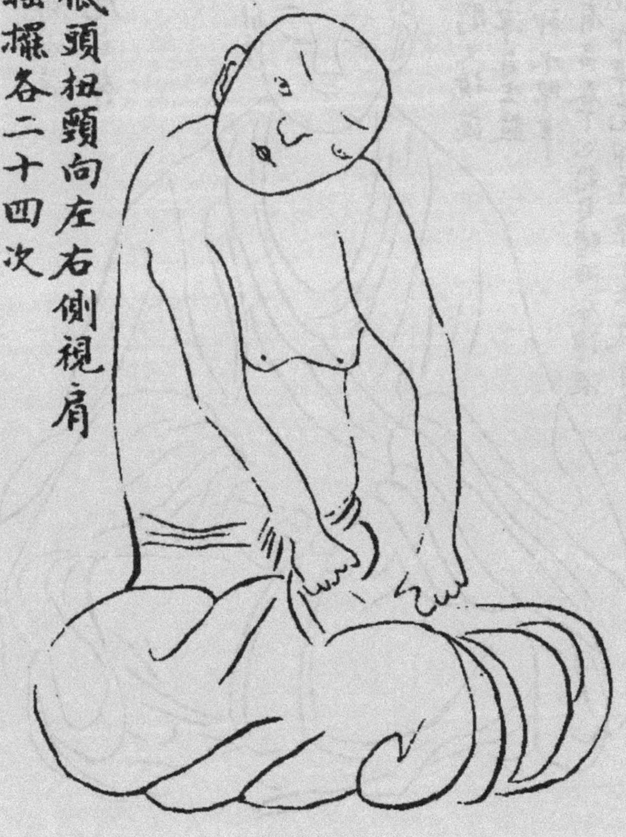

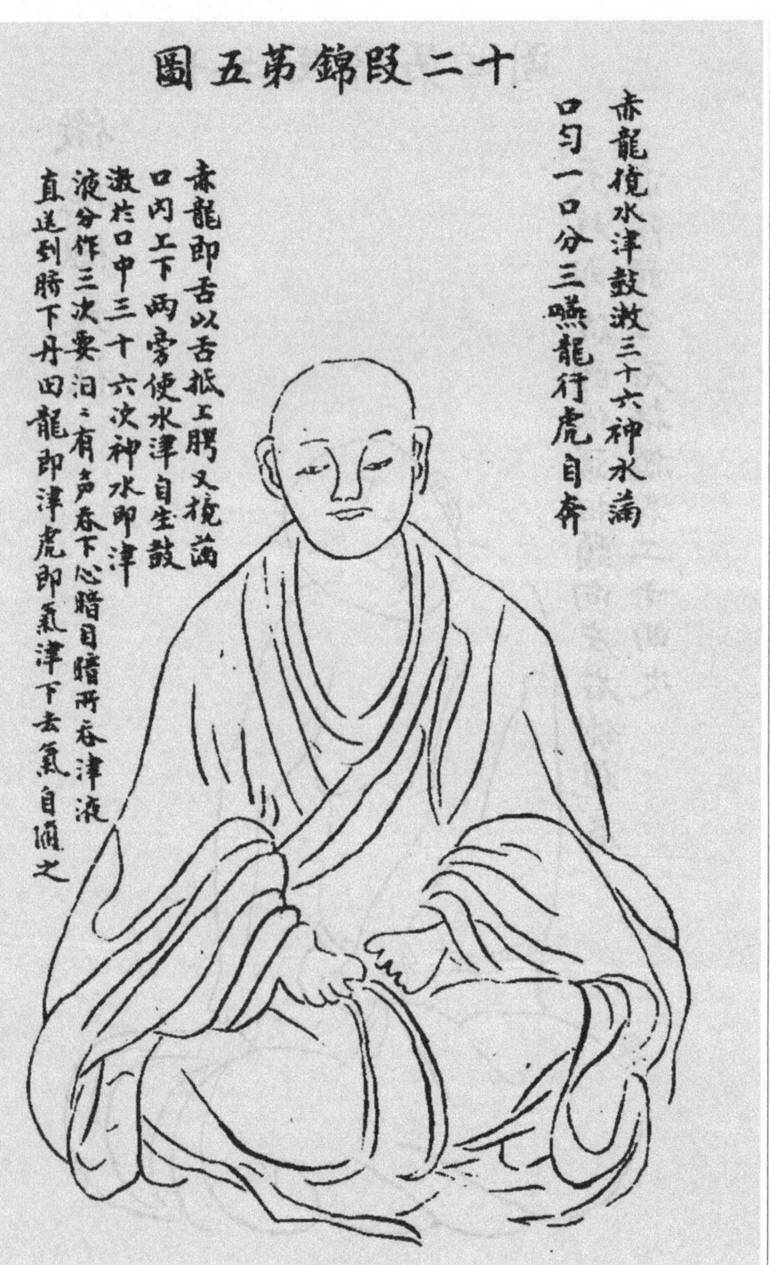
十二段錦第五圖
赤龍攪水津鼓漱三十六神水滿
口勻一口分三嚥龍行虎自奔
赤龍即舌以舌抵上腭又攪滿
口內上下兩旁使水津自生鼓
漱於口中三十六次神水即津
液分作三次要汩汩有聲吞下心暗目暗所吞津液
直送到臍下丹田龍即津虎即氣津下去氣自隨之

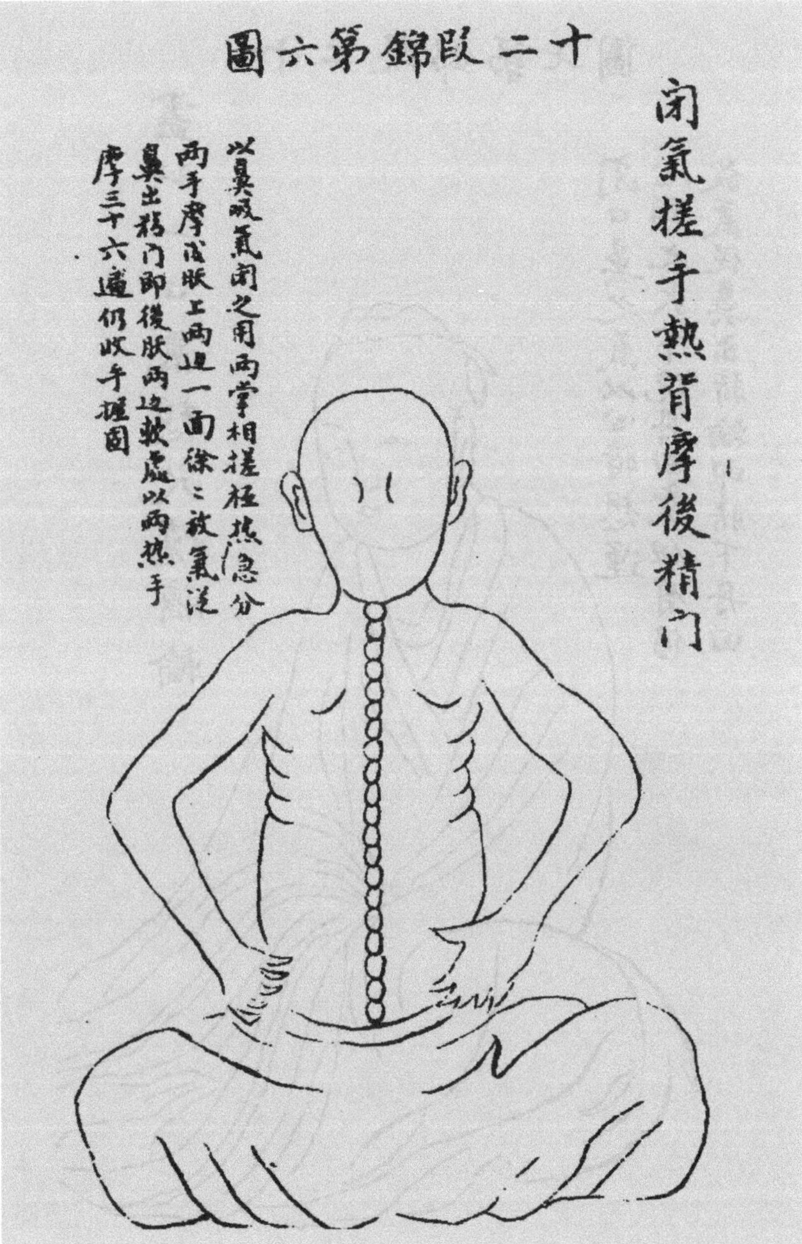
十二段錦第六圖
閉氣搓手熱背摩後精門
以鼻吸氣閉之用兩掌相搓極熱急分
兩手摩後腰上兩邊一面徐徐放氣從
鼻出精門即後腰兩邊軟處以兩熱手
摩三十六遍仍收手握固

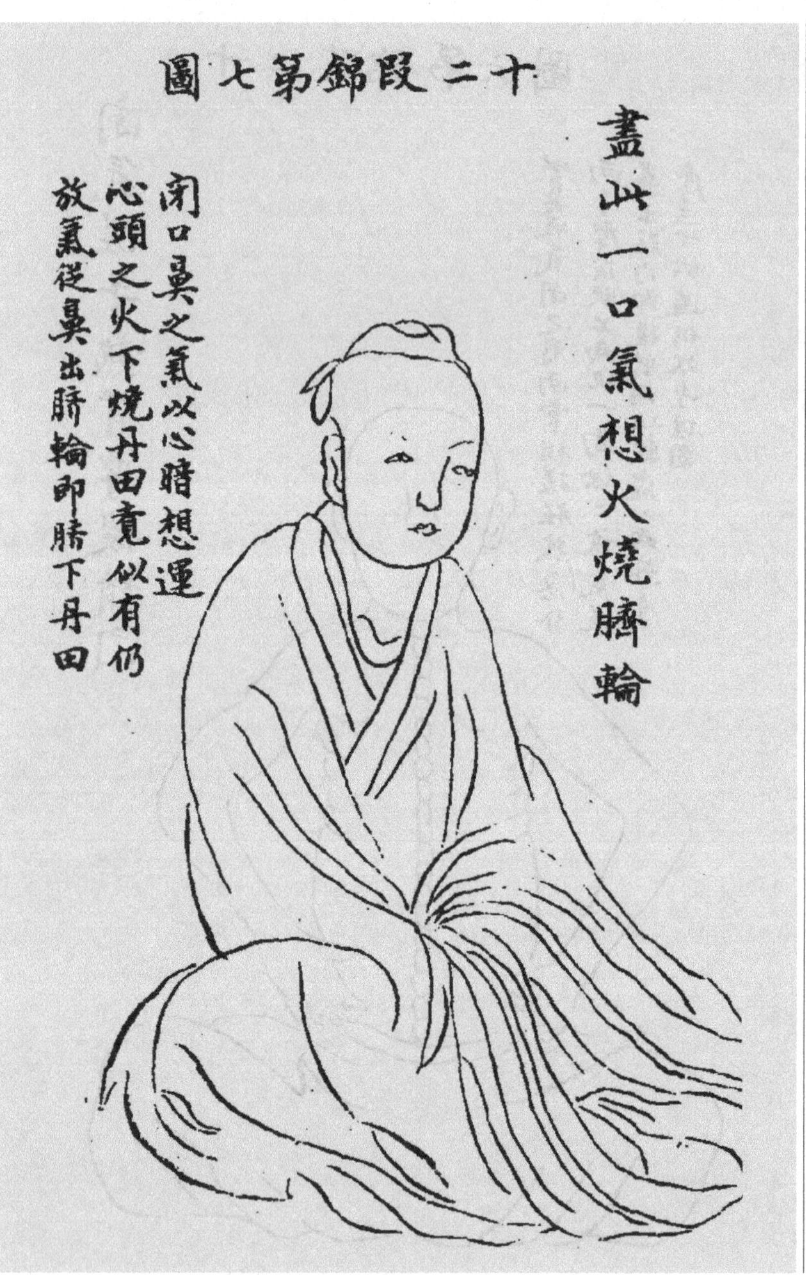
十二段錦第七圖
盡此一口氣想火燒臍輪
閉口鼻之氣以心暗想運
心頭之火下燒丹田覺似有仍
放氣從鼻出臍輪即臍下丹田

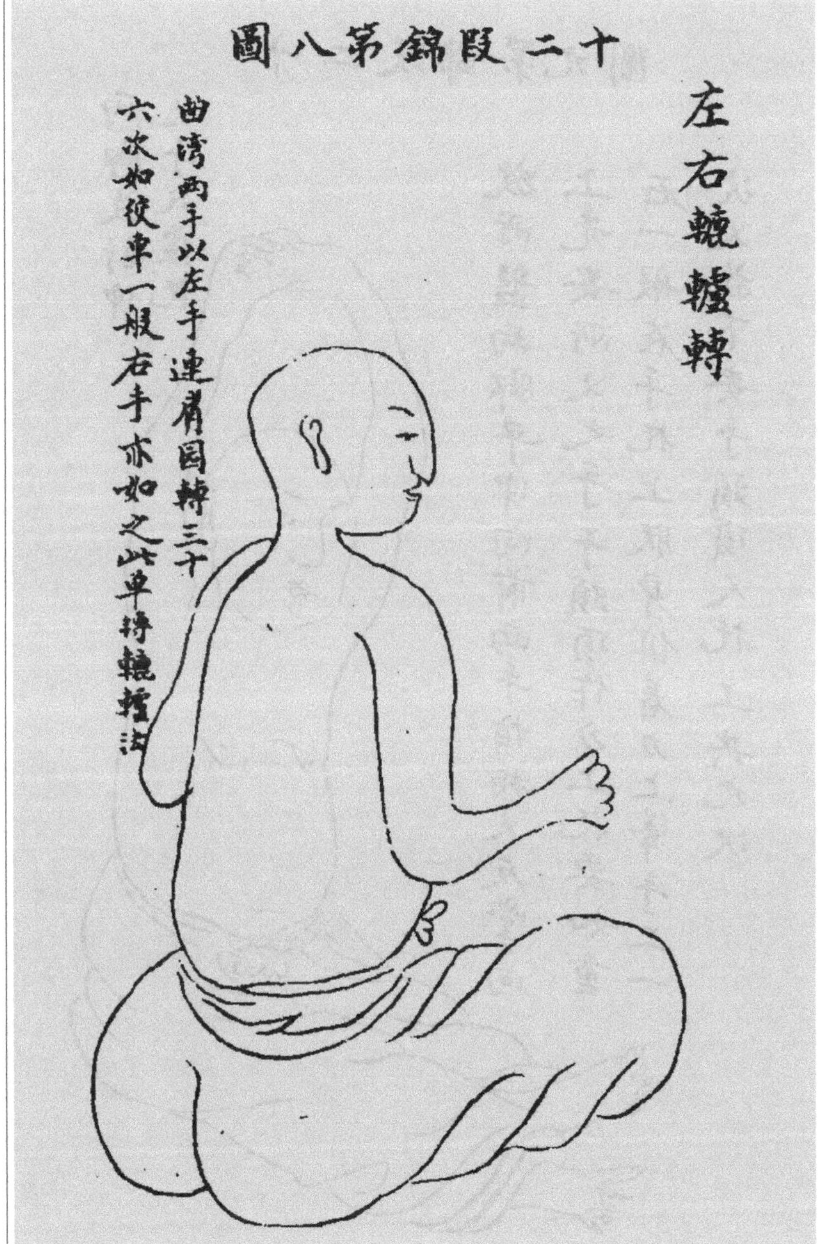

十二段錦第八圖
左右轆轤轉
曲灣兩手以左手連肩圓轉三十
六次如攪車一般右手亦如之此單轉轆轤法

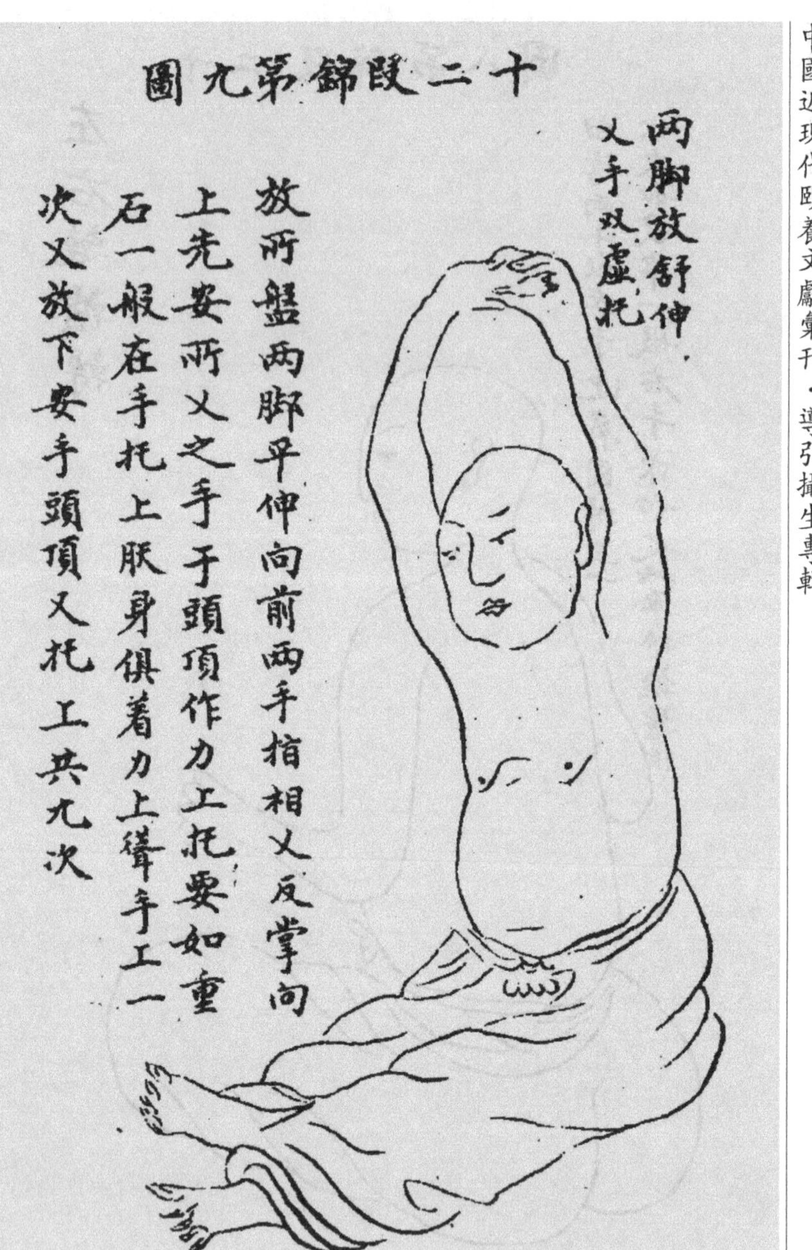

十二段錦第九圖

兩脚放舒伸
叉手双虛托

放所盤兩脚平伸向前兩手指相叉反掌向
上先安所叉之手于頭頂作力上托要如重
石一般在手托上朕身俱着力上聳手工一
次又放下安手頭頂又托 工共九次

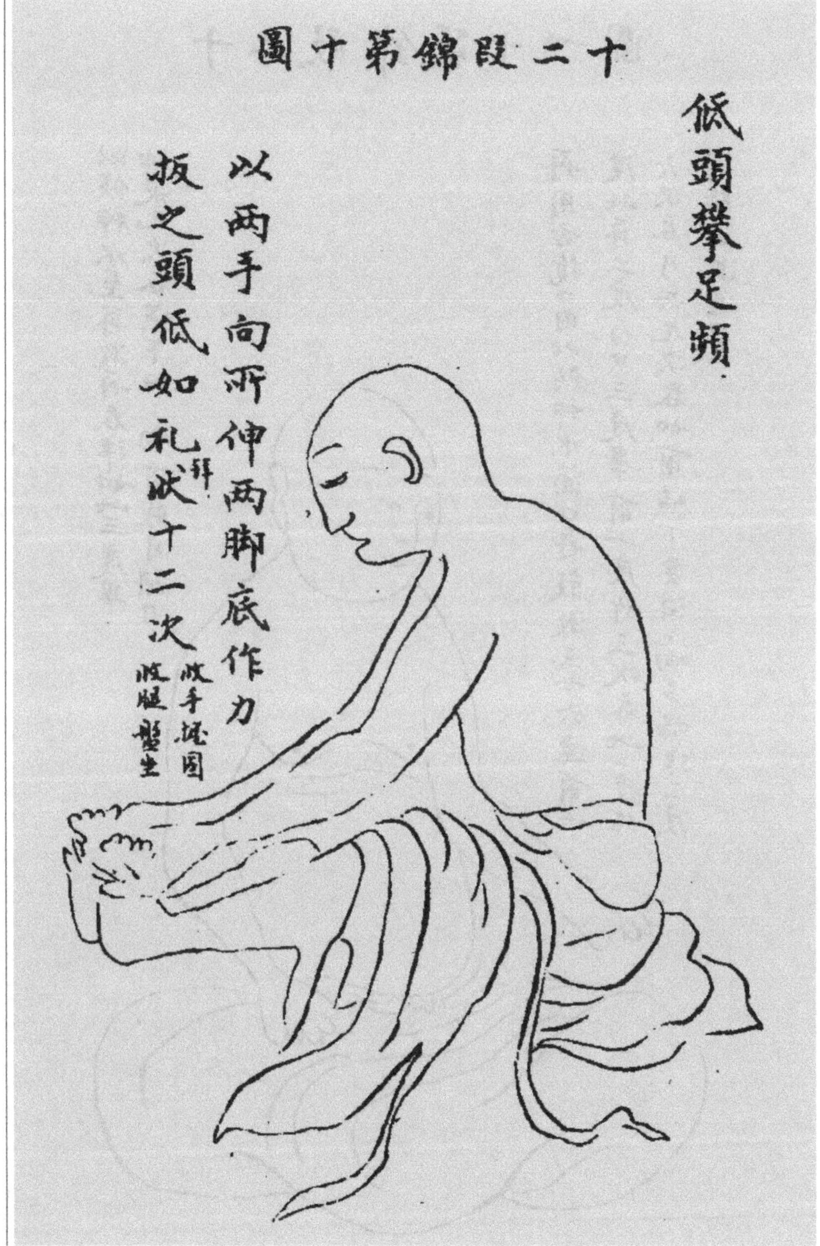
十二段錦第十圖
低頭攀足頻
以兩手向前伸兩腳底作力扳之頭低如礼拜狀十二次
收手攏回收腿盤坐

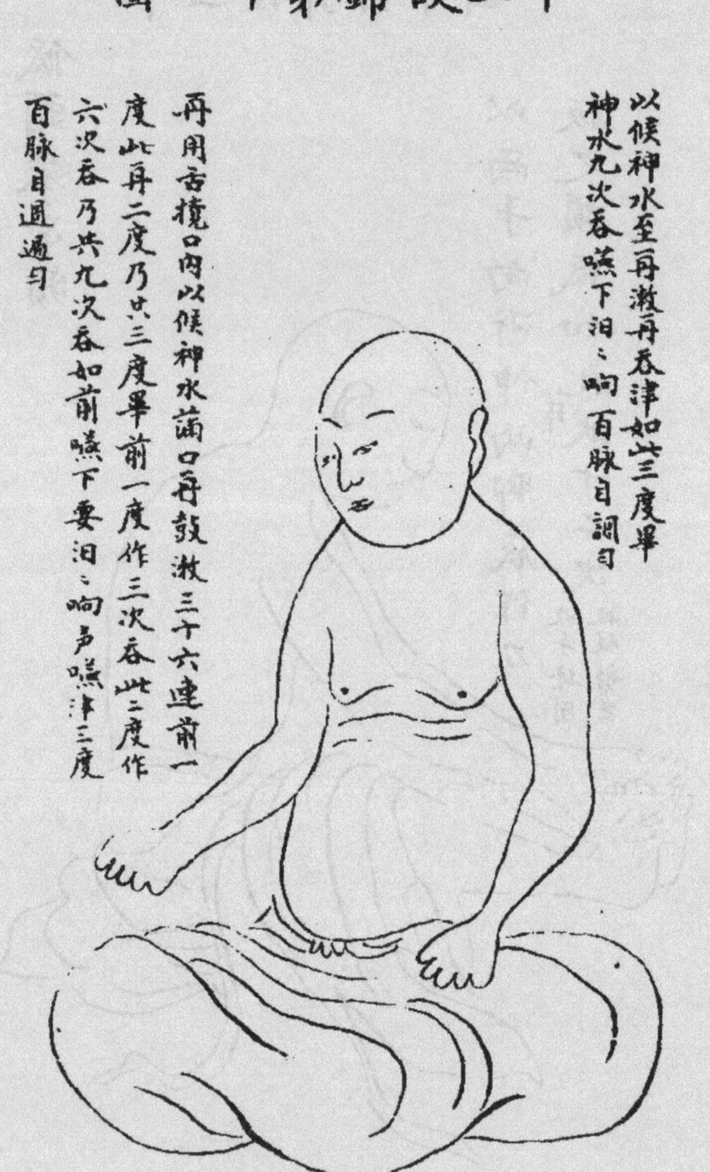
十二段錦第十一圖
以候神水至再漱再吞津如此三度畢
神水九次吞嚥下汩汩响百脉自調匀
再用舌攪口内以候神水滿口再鼓漱三十六連前一
度此再二度乃共三度畢前一度作三次吞此二度作
六次吞乃共九次吞如前嚥下要汩汩响声嚥津三度
百脉自通遍匀

十二段錦第十二圖

河車搬運畢
想發火燒身

心想臍下丹田中似有熱氣如火閉氣如忍大便狀將熱氣運至谷道即大便處升上腰間背脊後頸腦後頭頂止又閉氣從額上兩太陽耳根前兩面頰降至喉下心窩肚臍下丹田止想似發火燒一身皆熱

八段雜錦歌

熱擦塗津美面容　掌推頭擺耳無聲

攀弓兩手全除戰　搥打酸疼總不逢

摩熱腳心能健步　掣抽是免轉筋功

拱背治風名虎視　呵呼五臟病都空

擦面美顏訣

此訣乃論每日早起及日间偶睡凡睡醒时且慢開眼先将两大指背摩擦極熱遍左右手各兩左右眼皮上各九次仍閉目暗用眼珠輪轉向左九遍又向右九遍仍将閉片时即大睁開明用眼珠向左右九轉大除風熱永無目疾、

隨後又將大指背摩擦極熱即以兩指背趂熱一上
一下揩鼻上三十六遍能潤肺隨後又將兩大指背
湾骨按兩眼外角边小穴中各三十六遍又按兩眼
之近鼻兩角之中如數大能明目洞視
隨後合兩掌摩擦極熱即以熱掌自上而下順揩面
上九十數要滿面高低處俱到再舐舌上津液于掌

仍摩擦稍熱復擦面上九十次能光澤容顏不致黑皺

此訣極簡易但於睡醒時稍遲下床便可行之起來覺神清氣爽即妙處也久各效俱見

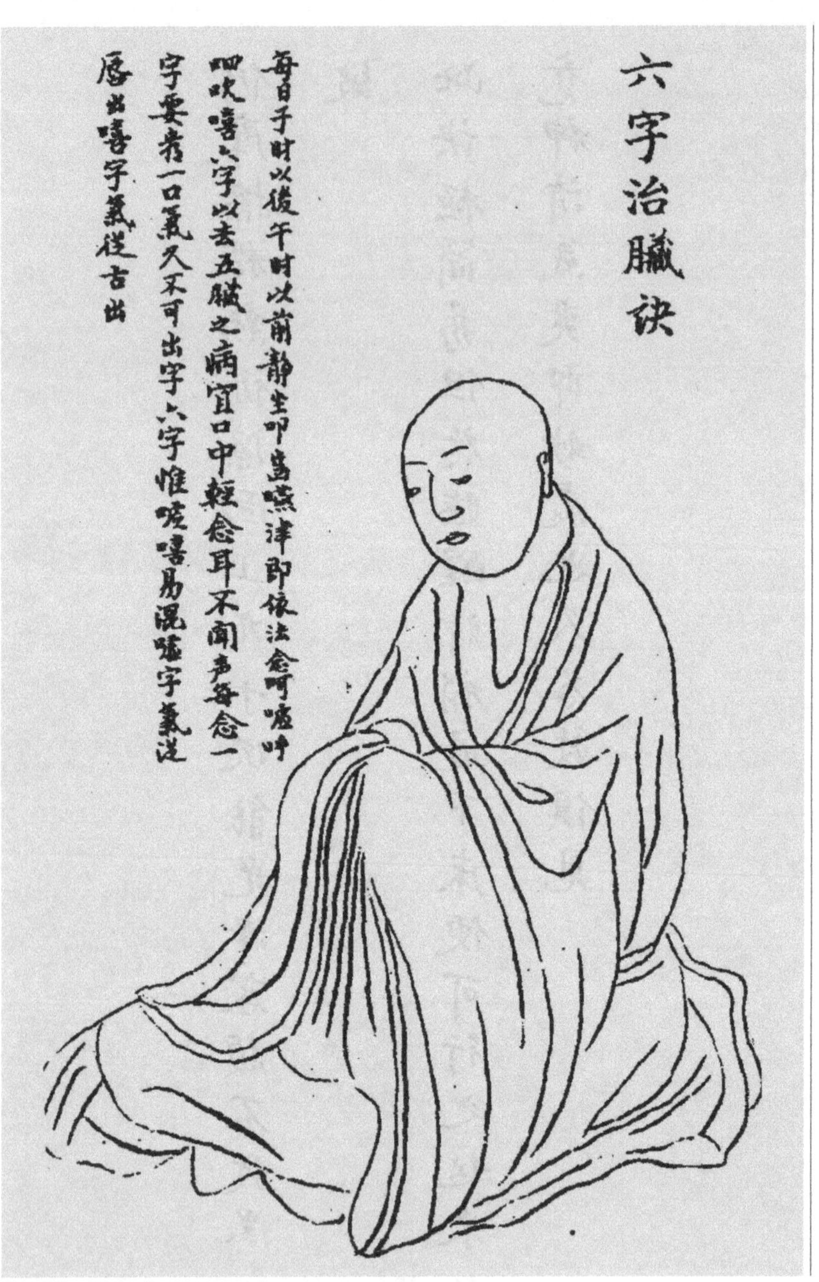
六字治臟訣
每日子时以後午时以前静坐叩齒嚥津即依法念呵嘘呼
呬吹嘻六字以去五臟之病宜口中輕念耳不聞声每念一
字要吸一口氣久不可出字六字惟嘘嘻易混嘘字氣從
唇出嘻字氣從舌出

六字行功依式樣歌

肝用嘘時目睁睛，念嘘字要大睁目。肺宜呬處手双拳，擎呬字要兩手如擎物。心呵頂上連叉手，念呵字要叉掌按頂。腎吹抱取膝頭吟，念吹字兩手抱膝坐。脾病呼時須撮口，念呼字要撮口。三焦有熱卧嘻寧，嘻字要仰面身卧。

六字行功應時候歌

春噓明目木扶肝　夏日呵心火自閑
秋呬定收金肺潤　冬吹水旺坎宫安
三焦長夏嘻除熱　四季呼脾土化餐
切忌出聲聞兩耳　其功真勝保神丹

六字行歌功各效驗歌

噓屬肝兮外主目赤翳昏蒙如(淚)哭只因肝火上来攻噓而治之效最速

呵屬心兮外主舌口中干苦心煩熱量疾深淺以呵之嚥舌口瘡並消滅

呬屬肺兮外皮毛傷風咳嗽痰如膠鼻中流涕與寒熱以呬治之醫不勞

吹屬腎兮外主耳腰膝酸疼陽道痿微々吐氣以吹之不用求方需藥理

呼屬脾兮主中上胸膛氣脹腹如鼓四肢氣悶陽瀉多呼而治之復如故

嘻屬三焦治壅塞三焦通暢除積熱但須六次以嘻之此效常行容易得

以上六字因疾行之疾愈即止某處有病以某字行之不必俱行恐傷無病之臟能依法行之寔有其效故醫書道經並載之

修養宜行內功第二

按摩導引之功既行之於外矣血脉俱已流暢肢体無不堅强再能調和氣息運而使之降於炁海升於

泥丸則氣和而神靜水火有既濟之功所謂精根而運轉氣默〻而徘徊神混〻而往来心澄〻而不動方是全修亦是真養其他玄门服氣之術非有真傳口授毫髮之差無益有損今擇其有益無損隨人隨時隨地皆可行惟調息及黄河二訣簡而易神而奇止在息心靜氣自堪却疾延年爰以四語决之曰氣

是延生藥心爲使氣神能從調息法便是永年人

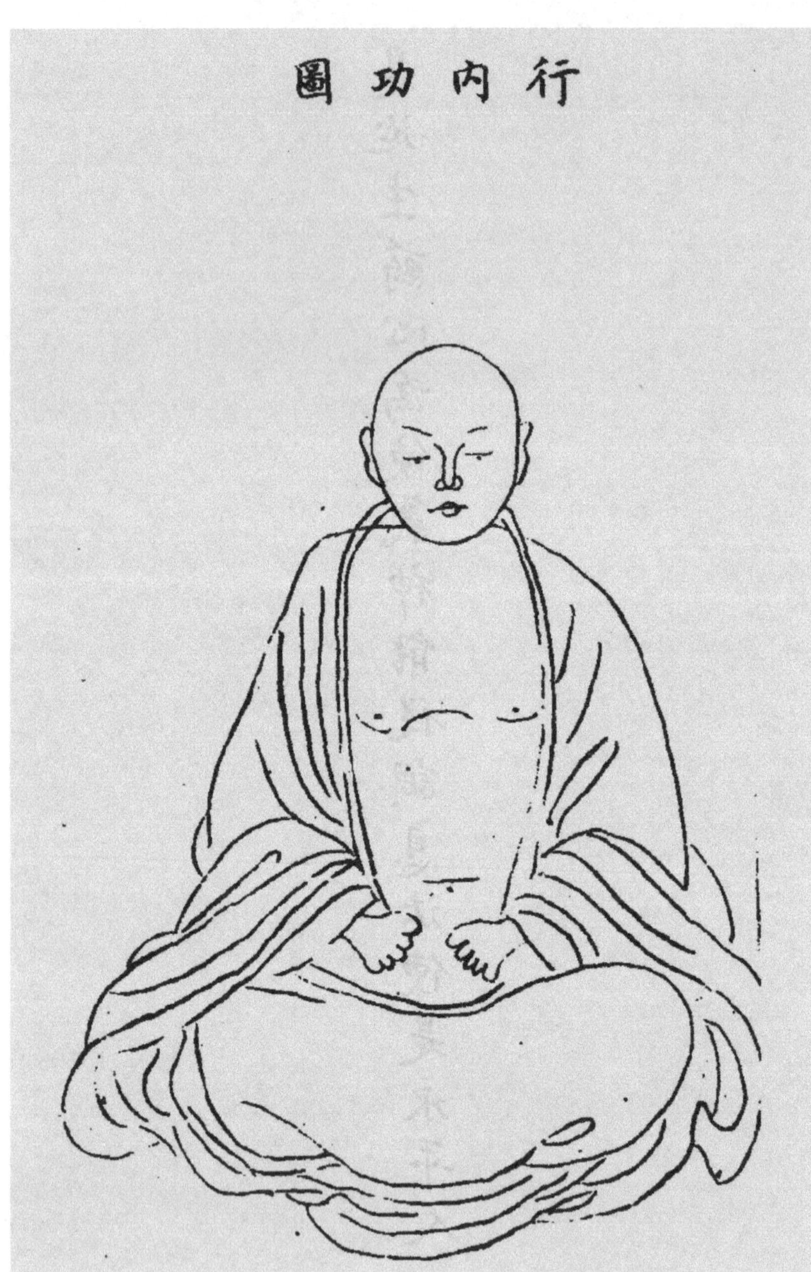

行内功圖

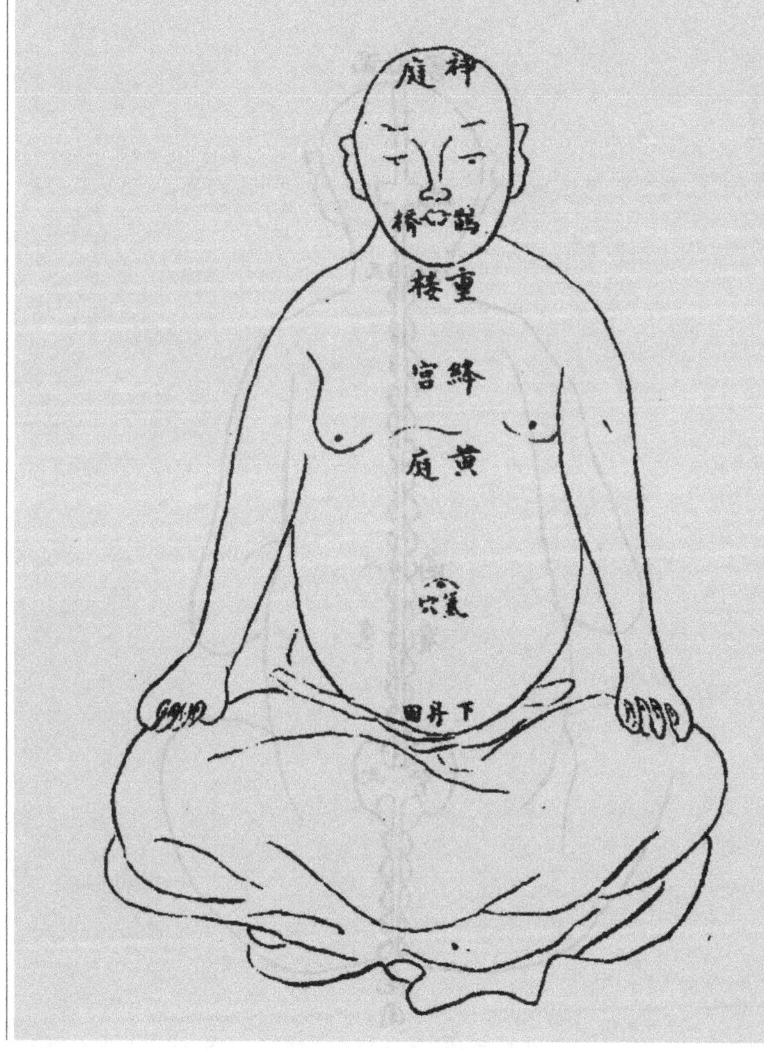

內功正面圖
神庭
鵲橋
重樓
絳宮
黃庭
氣穴
下丹田

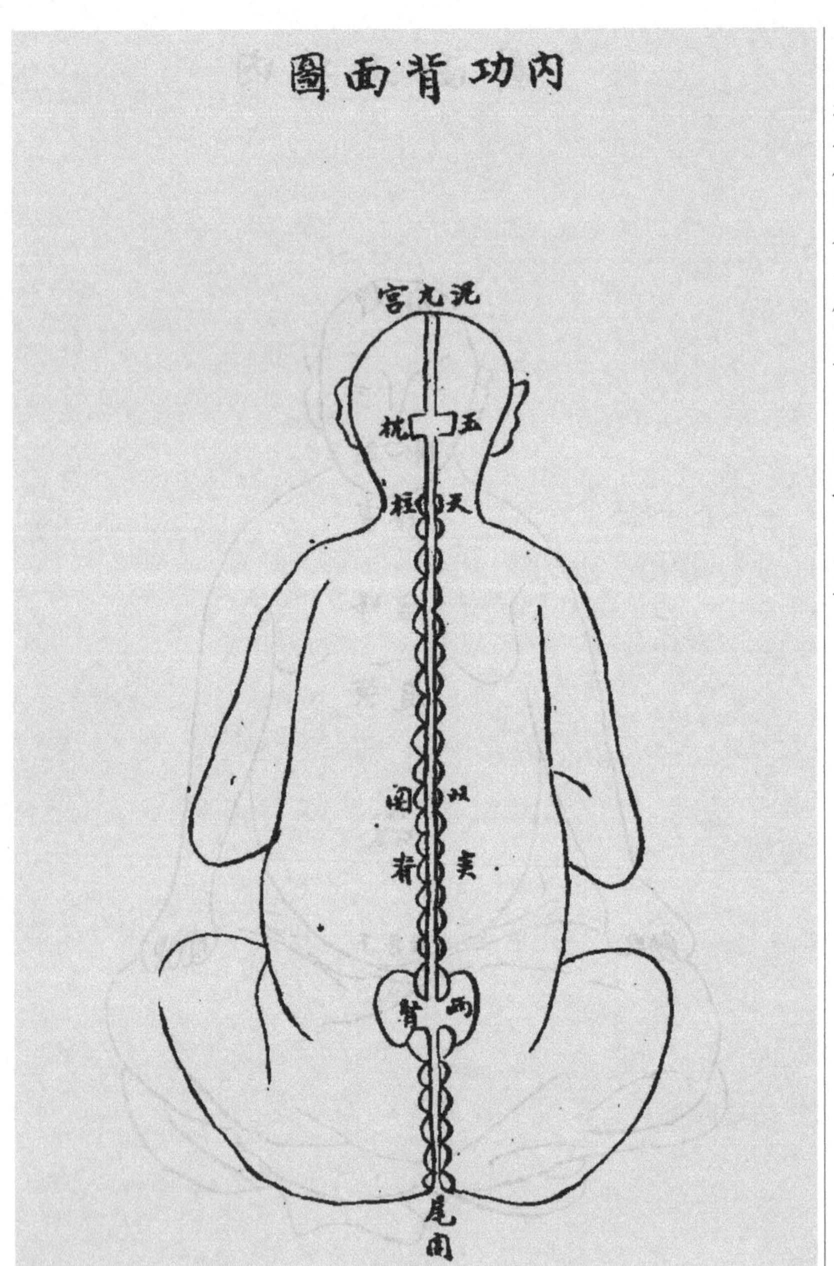
內功背面圖
泥丸宮
玉枕
天柱
雙關
夾脊
兩腎
尾閭

内功訣

此訣每日子午二時先須心静神閒盤足坐定寬解衣帶平直其身兩手握固閉目合口精專一念兩目内視叩齒三十六聲以舌抵上腭待津生時鼓漱滿口汩聲咽下以目内視直送臍下一寸二分丹田之中

再以心想目視丹田之中彷彿如有熱氣輕〻如忽大便之狀將熱氣運至尾閭升至腎間從夾脊双関升至天柱從玉枕升至泥丸少停即以舌抵上腭復從神庭降下鵲橋重樓絳宮臍輪氣穴丹田

修養宜寶精寶氣寶神第三

高氏云吾人一身所恃精氣神俱足足則形生失則形死故修養之術保全三者可以延年是以謂之三寶夫人一身一家之事應接無窮心役形勞不知稍節恃年力之壯不以爲困何知衰憊之因死亡之速由此而致令人形槁体枯尋求草根木葉之葯物以

活吾命寧足恃哉故當于每日起居遊時戒謹乘间照常行功則身無過損而氣可日克精可日蓄神可日養疾可自此卻年可自此延矣

總論精氣神

精者滋于身者也氣者運于身者也神者主宰一身者也如耳目手足之能運者氣也使之應事而運

者神也運之或健或倦者神精也

耳乃精竅目乃神竅口鼻乃氣竅故耳之閉塞精病可知目之昏蒙神病可知口之吼喘氣病可知

元精乃先天真精非交媾之精元氣乃虛無空氣非呼吸之氣元神由未生出胎以前而具俱先天也

所謂交媾之精呼吸之氣思慮之神乃即生出胎

之後而用俱後天也

人身精寔則氣充氣充則神旺此相因而永其生者也精虚則氣竭氣竭則神遊此相因而速其死者也

孫思邈云怒甚偏傷氣思多太損神〻疲精漸斃形弱病相縈

大益曰存神可以固元氣令病不生若終日撓混則神馳于外氣散于内營衛昏亂衆疾相攻矣

又曰神能使耳目手足視听持行氣即隨而運之故、寧神即養氣保精也

人之身如國神如君君良則國治氣如民民聚則國强精如財財蓄則國富

精

人身液化爲血〻化爲精〻化爲髓如飲食水谷入胃由脾磨化成液生血以克精故必藉穀氣生後天之精人乃得生也

精者神倚之如魚之倚水藉水養神藉精滋身也又精者氣托之如霧托淵蓋淵淺則霧薄精衰則氣

弱也

後天之精以至陰之液本於各臟之生化不過藏之于腎原非獨出于腎也

無摇尔精乃可長生無摇者守之固也人肝精不固目眩無光肺精不固皮肉消瘦腎精不固神氣减散脾精不固齒髮衰白疾病隨生死亡將至哀哉

心牽于事火動于中心火既動真精必揺
叅贊書曰人至中年以後陽氣漸弱覺陽事尤盛而
常奔必慎而抑之不可縱情過度一度不泄一度
火滅一度火滅一度添油若不强制則是膏火將
殘更去其油故精語云急守精室勿妄洩閉而寶
之可長活

氏房室之事火隨慾起煽動精室精雖不洩而精漸離位若將出而復忍之則精停蓄必化濃血成毒

氣

氣有稟于天地者有受于父母者稟天地之氣謂之真氣受父母之氣謂之氏氣

真氣者人終成胎便稟天地之氣與人身之氣以類

感類合化以成人身氣有清濁厚薄人因之有强弱剛柔

凡氣者人初受形因父精母血蘊結而成胎自有温煖之氣至十月氣足然後降生一点凡氣藏于下丹田氣穴一身之氣呼吸皆出于此

先天元氣爲陽氣後天穀氣爲陰氣常使元氣内運

陽氣若壯則陰氣自消陽壯陰衰百病不生

簡庵曰人若貪睡則神離于氣氣無所主奔遺四溢

食氣勝元氣者多肥故人肥甚者多不壽

人藉水穀之氣以養身水穀之清氣行于脉中者

營氣水穀之濁氣行于脉外者爲衛氣營氣利關

節衛氣充皮膚

神

神者人之父母未生姤精精其兆始見一點初凝一念是也始見一點即所以成形初交一念即所以生神

神為氣之子如有氣以成形乃有神之知覺運動指始有身而言也

神為氣之師如神行即氣行神住即氣住指即有身而言也

神靜則心和神躁則心蕩心蕩則形傷欲全其形先在理神恬和養神以安于內清虛栖心不誘于外

代疑編云身如屋神如主人主人亡則屋無与守曠而將傾矣神如舟身如舟子舟子去則舟不能行

空而隨敝矣世人忙〻碌〻只奉養肉身而囿係至神重之神反撇却不顧猶之舍舟子而操舟棄主人而奉屋豈不危哉昔康仲俊年八十六極强壯自少時讀千字文即有所解悟謂心動神疲四字也平生遇事知謹節不久勞心疲神故老而不衰

全神語

弥格居士曰神者心之運用宜急治心以全神

覺世真言曰通天達地出化入神只是一丁心動中茫々不知此心久不在腔子裏故治心者要先知

收心

又曰心乃一身之主々々人要時々在家一不在家則

家人無管束必散亂矣故心不內守則氣自散神自亂精自耗

覓玄語錄云所謂思慮者亂想耳只是將已往未來之事終日牽念故知事未嘗累人心乃人心自累于事不肯放耳

又曰世人終日營擾精神困憊夜間一睡一點灵明

又為後天濁氣所掩安得復有澄定之時

龍舒居士曰世人一生父母妻子屋宅田園牛羊車

馬以至微細等物無非己之所有率眼動步莫不

顧戀且如紙窗雖微被人扯破猶有怒心一針雖

小被人將去猶有吝意一宿在外己念其家一僕

未歸已憂其失種種事物無不掛懷一旦大限到

來盡皆拋棄雖我此身亦棄物也況身外者乎靜言思之恍然可悟一塲幻夢

呂涇野語曰人生順逆得失即盈虛消息之理乃造化所司非人所得而主之者然造化苦我之境不能苦我之心是則厄其半也若境苦而我心亦緣境俱苦謂之全厄明〻厄可減半我自願受其全

豈非痴漢

虛齋語錄曰仰觀宇宙之大俯察身世之微內視七情貪戀之虛想外觀六親眷屬之幻緣如一浮萍泛於巨海一漚泡消於大江此何庸着意妄排倘若自纏綿徒以困憊終其身此之謂人葥

又曰世宙一大戲塲離合悲歡要看假些功名富貴

要看淡些顛連困苦要看平常些時勢熱鬧要看
冷落些若認真當順境則心蕩氣揚當逆境則情
傷魂喪到得鑼鼓一歇酒闌人散漏盡鐘鳴衆脚
色一齊下場那時誰苦誰樂

覓玄語録云學治心者必須萬慮俱忘一心清静向
曰如何行心清曰誰令尔濁向曰如何得心静曰

誰令尔動凡人起一切事本由自心止一切事亦由自心如耳不聞非理之聲〻自不攪汝耳目不視非理之色〻自不侵汝目作如是想自然清靜矣又問曰決烈之士於身心世事兩境界他能覷破用慧劍斬群魔自是入道大器士為名利纏縛為嗜慾纏縛安能一旦了達解脫曰不怕念起惟怕

覺遲覔來則念心此妙訣也每於一念忘生覺遲急心自此以一覺心一念久久純熟自然無念有覺心譬如鏡鏡常磨則塵垢不沾光彩常現只此覺心二字是入清靜境界的道路

又曰治心者時時內觀此心即謂之覔一切煩邪亂想隨覔即除

又曰觸事之心未能不動但須如谷應聲即應即心如鏡照物ㄟ來則照物去不留

心傳曰將躁而制之以寧將邪而閑之以心將求而抑之以捨於此習久則物莫於外神安於内不求靜而心自靜矣

又曰人居塵世難免營求雖有營之事而無得失之

心故有得無得心常安泰

呂涇野語曰人身最苦處是此心沾滯從自知得不能割斷故古有詒人歌曰夜结于夢晝馳于想起滅萬端盡屬虛妄一劍把持羣魔消喪

虛齋語録曰人生只忙迫一場苦惱至死豈不可哀詩云今者不樂逝者其耋苦惱者當自去尋樂一

番蓋人固不可不知虛生之憂亦不可不知有生之樂不可不求步步求生之事尤不可不存時時可死之心

林白公曰煩惱乃伐命之斧斤人當於難制處用功

古人有除煩惱歌云

百年偶寄何苦煩惱　天地缺陷人生皆有

生初墮地哭聲一吼　身落塵劫煩惱居首
煩字從火内焚外燎　臟腑焦灼形容枯槁
精因之搖神因之擾　氣因之喪壽因之殀
人固明知煩惱自討　氣性之偏習而難矯
執迷者多醒悟者少　古有歌詞名曰寶誥
當煩惱時心鏡内照　譬如此身冥冥杳杳

墮地以前歸土以後　此身都無煩惱盡掃

持誦斯言永年可保

吾聞多憂者見理之不明也否則安命之不固也不然何不學君子之蕩蕩反同小人之戚戚

又聞多憂者其思結氣將沮也其氣沮神將索也多陰而少陽將從陰而下沉不能從陽而上升也此

近宛之兆

有一樂境界便有苦境界相對待有一得意事便有一失意事相乘犹晝夜寒暑之循環無偏倚也故知履盛滿者不必喜知必有困厄之時履困厄者不必憂知必有亨通之日宜遠觀百年之興廢無近拘一日之榮枯欲知其寔但看人家高曾祖與

其子孫通計較量則有盛必有衰有衰必有盛循環對待之理顯然在目前矣

人生世間自幼至壯至老如意之事常少不如意之事常多雖大富貴人天下之所仰羡以為神仙而其不如事各自有知與貧賤者無異特所憂患之事異耳從未有足心滿意者故謂之缺陷世界能

達此理而順受之則雖處患中無異於樂境矣人謂貧賤不如富貴積貯愈厚計慮愈深勞苦愈甚第宅園田為子計又為孫計致使飲饍失時夜分莫寢貧賤者無是苦也孰謂貧賤不如富貴也

為卑官則恨不享大位及位高而險禍叵測回想卑官而受安穩之福真仙境矣布衣糲食舉家安泰

惟恨不富及至金多而經營勞困驚惶憂惡回想貧窮無事時一家安泰真仙境矣身体强健則恨欲不稱心一朝疾病淹纏卧床寢蓐百般痛苦回想四体康健真仙境矣無奈人必見一層不見二層也

萬事皆有一定

一字要安心之要

數

見之真未来 免貪營

信之篤 過去免追悔 當身免强求

執之堅 身外免過慮 臨事免惑乱

守之固 事後免怨尤

修養宜知要知忌知傷第四

子輿氏曰夫蚓上食槁壤下飲黃泉東坡曰蝸涎不滿殼聊足以自濡所謂知要也又野語曰蝮蛇有種一種小而甚智巫流操其法術欲取之必誦咒語于洞口蝮一聞之即以尾塞其耳拒其声而弗听巫術窮而蝮得要於藝所謂知忌也又曰夜飛之蛾赴燈

燭光而撲之始以為快卒以焚身蚊睫朗于閤避大而遠颺焉所謂知傷也夫人灵于物終其身昧昧然不知所謂有要有忌有傷者或致枯于貪或罹患于誘或焚身于快予為就日之所習最要最傷之事臚列而瑣陳之使由是推類引伸以保其生庶幾不致出微虫下也

十要

面要常擦

如前擦面之功能使容顏光澤故要常擦道家謂之脩神庭

目要常揩

每靜時常閉目用兩大指背相磨擦揩眼使去永無

目疾故要常揩

耳要常彈

即鳴天鼓可免耳患故要常彈

齒要常叩

齒喜動故要常叩

背要常暖

肺係近背暖則不受風寒故要常暖

胸要常護

胸即心窩故要常護

腹要常摩

歌云食後徐行百步手多摩臍腹食即消磨故要常摩

足要常搓

如前足功搓脚底湧穴能去風濕健步履故要常搓

津要常嚥

如前舌功常取津液滿口 汩聲嚥之能宣通百脉故

要常嚥

睡要常曲

仰面伸足睡恐失精故宜曲側又曰睡則氣滯於百

節養生家睡宜縮覔宜伸

十忌

忌早起科頭

早多風露之氣科頭則寒邪入腦故忌之

忌陰室貪涼

無陽照之室陰氣重傷人故忌之
忌濕地久坐
潮濕氣主生瘡毒故忌之
忌冷着汗衣
汗衣濕後必冷着之則侵背傷肝故忌之
忌熱着晒衣

久晒之衣有熱毒未經退熱即着在身必受毒故忌之

忌出汗扇風

汗出時毛竅俱開扇則風邪侵入故忌之

忌燈燭照睡

神不安故忌之

忌子時房事

陽初生而頓滅一度勝十度故忌之

忌夏月冷水抹䇥冬月熱火烘衣

冷水受溼熱火受毒取快一時久必生病故忌之

忌久觀戲塲演劇

久視久听則神而精俱傷故忌之

十八傷

久視傷精

目得血能視精由血化故傷精

久听傷神

神滋於腎之通竅于耳故傷神

久卧傷氣

卧時張口散氣合口壅氣故傷氣

混元經曰睡則氣滯于百節蹇与陽合寐与陰併蹇多則魂强寐久則魄壯魂强者生之人魄壯者死之徒也

久坐傷脉

脉宜運動坐則不舒展故傷脉

久立傷骨

立以骨幹為用故傷骨

久行傷筋

行以筋力為用故傷筋

暴怒傷肝

肝屬木怒如暴風摇動故傷肝

又肝主血肝傷則血不榮故必筋痿
思慮傷脾
思慮時脾必運動太過則脾倦故傷脾
極憂傷心
心屬火於味主苦憂則苦甚故傷心
過悲傷肺

肺屬金主聲音悲哭久則聲啞故傷肺

過飽傷胃

飽食運化難消故傷胃

多恐傷腎

腎屬水主北方黑色人受驚恐則面黑故傷腎

多笑傷腰

笑時必腎轉牽腰動故傷腰

多言傷液

言多則口焦舌苦故傷液

多唾傷津

津生于華池散爲潤澤滻溉百脉唾則損失故傷津

又訓曰津不唾有則含以嚥之使人精氣由而自光

多汗傷陽

汗多亡陽，陽隨汗出，故傷陽。

多淚傷血

血藏於肝，哭泣多則肝損目枯，故傷血。

多交傷髓

人之陽物百脉貫通，及慾火動而行事，攝一身血髓

至於命门化精以洩不知節慾則骨髓枯竭真陽無寄如魚之失水以死

調養宜四時調理第五

延壽之法惟有自護其身而已冬溫夏冷不失時序即所以自護其身也故前人云知攝生卧起有四時之早晚興居有至和之常制調養筋骨有偃仰

之方節宜勞逸有予奪之要溫涼合度居處無犯於入邪則生自安矣

真西山先生四時調理春月歌云常聞避風如避劍、春風多屬須防患況因陽發毛孔開風若入時成癱瘓　夏月歌云四時維夏難調理陽神在外陰在裏心旺腎裡何所防特忌貪歡精泄体　秋月歌云時到秋来多瘧痢浣漱沐浴宜暖水瓜茄生菜不宜飡卧冷枕凉背勿喜　冬月歌云伏陽在内三冬月切忌汗多陽氣泄陰霧之中勿遠行凍雪嚴霜宜早歇春夏秋冬歷一年稍知調理自無愆安然無故稱真福莫恃身當壯盛年細玩五歌語雖淺而法寔週欲護其身者故當書紳三復

春三月

攝生消息論曰春陽初升萬物發萌人有宿疾春氣致動又兼去冬以来擁炉烘衣積至春月故而發泄致体熱頭昏四肢倦怠腰脚無力皆冬所蓄之疾是務調理

調理法

勿多食酸味減酸以養脾氣春肝木正旺酸味屬木脾屬土恐酸味助土令脾受病

宜多食新韭大益人過春後勿多食昏神飲屠蘇酒於元旦免一年疾患

酒方

川椒一錢五分 桂心一錢八分 烏頭泡六分 白朮一錢八分 茱萸一錢一分 桔梗一錢五分 防風一兩

元旦寅時煎酒飲之宜先幼後長

乍寒乍暖不可頓去棉衣漸漸減之稍寒莫強忍即仍加服

春夜卧時间或用塩水加塩一撮洗膝下至足方卧能洩風脚氣

三月三日上巳節宜臨水宴飲脩禊事以祓除不祥

夏三月

保身心鑑曰暑氣酷烈爍石流金外於外心火焚熾於內古人於是時獨宿淡味節嗜慾定心息氣兢〻業〻保身養生諺云度過七月半便鐵石漢因一夏乃生死關也試看草枯木落其汁液盡消於夏危乎危乎其〻此時乎

調理法

勿多食苦味，減苦以養肺氣。夏心火正旺，苦味屬火，肺屬金，恐苦味助火克金，令肺受病。雖大熱，勿食凍氷、冷粉、冷粥等物，雖取快一時，冷熱相搏，多致腹疾。勿食煎炒炙煿等物，以助熱毒，多發癰疽。勿枕冷石、

損目。

勿睡熱扇風或露卧取凉多成風痺癱瘓之病陰房破窓防賊風中人最暴

勿用冷井水洗面伏熱在身

烈日晒熱之衣不可便

宜每日早起以受清氣

五月五日用枸杞煎水沐浴可却除灾疾

又是日午時可合平安散存用凡五月五日午時宜修合藥餅者因斗柄訣以月之常加戌戌時天罡指午亥時指東自東輪轉五日午時正指艮宮為寒鬼户也故用此時合藥最效

平安散方

雄黄　火硝　明礬　硃砂各礻　冰片　射香各三分

華撥五厘　真金三十張　共研為末

防疫氣流行用貫仲一味置厨房水缸内合家食之不染

調烏梅湯解暑方用烏梅不拘多少擣爛加蜜調滚水待温飲之或以砂糖代蜜亦可

秋三月

養生論曰秋風雖爽時主肅殺萬物於此凋傷順時調攝使志安寧以緩秋刑此秋氣之應養生之道也

調理法

勿多食辛味減辛以養肝氣秋肺金正旺辛味屬金肝屬木恐辛味助金尅木令肝受病

勿食生冷以防痢疾

切食新姜大熱損目
切食取新涼氏人五臟俞穴皆會于背酷熱之後貪取風涼此中風之源也故背宜常暖護之
八月一日用絹展取百草頭上露拭两目倍光明柏樹露尤妙
九月九日佩茱萸飲菊花酒却疾

冬三月

律志曰北方陰也伏也陽伏於下於時為冬當閉精養神以厚斂藏如植物培蔽於冬至來春方得榮發此時若戕賊之春升之際下無根枯悴必矣

調理法

切多鹹味減鹹以養心氣冬腎水正鹹旺鹹屬水心

屬火恐鹹味助水尅火令心受病

不宜咨多出汗恐泄陽氣

勿多食葱蒜亦防發散陽氣

不宜沐浴陽氣在内熱水逼而出汗〻出而毛孔開

最宜易感寒冬傷於寒春必病瘟

不宜早出犯霜或暑飲酒以冲寒氣

不宜犯賊邪風冬月東南風爲賊邪風宜謹避之
冬至日用赤小豆煮粥合宅啜之可免瘟疫時疕

修養宜飲食調理第六

飲食男女人之大欲存焉即人之死生係焉奉世之人皆知男女之事縱慾必致傷生即飲食之中亦惟知縱酒過度必致戕命至於嗜味縱口疾病叢蓄甘

陷溺於其中而不知警蓋病之生也其機甚微由漸積而毒始發及病之成也第歸咎於外感六氣內傷七情鮮有悔悟於平日口腹之貪饕者考之內經曰飲食入胃游溢精氣上輸於脾脾氣散精上歸於肺通調水道下輸膀胱水精四佈諸經並行是為無病之人此言水穀之益人也今也飲食不節恣貪厚味

惟恐不及血沸氣騰濟以燥毒清化爲濁脉道阻澁不能自行疾已潛滋矣猶恬不知畏雖曉之以物性陳說利害無如美食在前馨氣當鼻饞涎莫遏其可禁乎或反託詞腸胃堅厚福氣深壯何妨奉養縱口因快一時積久必爲灾害前格言爽口作疾厚味腊毒謂之何也或者疑內經曰精不足補之以味又曰

地食人以五味則嗜味何傷不知味有本於天者有成於人者穀粟菽麥自然冲和之味有益補陰之功此内經所謂本天之味也若人之所謂者皆烹飪偏厚之味有致疾傷命之虞安於冲和之味者心之斂火之降也以偏厚之味為安者慾之縱火之勝也且穀食與肥食同進厚味得穀為助其積之也久寧不

長陰火而致癒乎彼安於厚者未之思耳昔人垂戒箴曰山野貧賤淡薄爲常動作不衰体健而康均此同体我獨苦病悔悟一萌塵鬧鏡凈可知茹淡者安啖厚者危試觀古今以来壽登百歲以上者多出於民间而身都通顯家享豐厚者罕有其人豈天命定數獨彼壽而此否乎又或者曰視養我者均爲我賊

食物固可靡欲曰厚不如薄多不如少慮患而謹節之畏危而堅忍之舉〻著如儆戈矛不與肉食者同其陷溺寧負我生之腹不負生我之天是亦衛生之道也嗜味從口必致傷生已諄〻戒之矣即日用蔬菜之屬各有性寒熱之不同或益或損之宜辨苟非平時留神審擇亦陰受其患而不知兹復就家常需

用之食物搜考本草諸書坊间舊刻不下數十種究無一可據或性味彼此納鑿或損益之相矛盾甚或後陳反忌竟無一物敢入口者姑牵其一二言之如食品諸物雞肉同蝦鯉魚成癧莧菜同鯉魚食成心瘕凡館饌中多以此合食曾未見有害且又謂鴨肉與鱉同食殺人尤屬妄談駭人耳目至如一物也言

主治則云能化痰能益氣言反忌又云食之生痰動氣而禁之乎今人無所適從何須費辭饒舌惟延禧堂集鮮頗能闡之謂諸家食忌不可盡信然亦以猪之臨宰驚氣入心絶氣入肝皆不可食等語信爲有據敘入篇中獨不思心之與肝凡畜同具屠宰之時皆不驚不絶乎何僅一猪爲然且既云心不可食矣

何又云心可入心補心既云肝不可食矣何又云肝能入肝明目荒唐無稽之說不可殫述茲則刪其繁蕪正其悖謬就常食習見之物分類而剖之確而可信簡而易稽俾飲食之者洞悉其物性審擇其損益庶有助於養生身者之趨避也

穀類

粳米　性和平得天地中之氣又稱粘米南産米勝於麥北産麥勝於米亦地使然也

陳米　性平宜扶助脾土益精强志滋培胃氣

新米　性稍熱忌凝滯

旱米　性温得土氣最能健脾

晚米　性涼得金氣尤能解熱

紅米　性溫力厚

白米　性涼氣清

糯米　性溫米之綿軟者

宜補脾肺虛冷堅大便寔腸

忌多食粘滯難化

糯米釀酒和以極尅伐之葯麯糟粃仍難融化即此可知

粟米　性微寒　小米曰粟米

宜養腎益氣解胃熱利二便

忌濕熱下痢者少食

大麥　性溫　宜助胃補脾下氣除脹

忌久食生熱亦令脚軟因其下氣也

麥芽 性微熱味甘化一切麪食積滯

小麥 性微寒北産陳久者良

宜養心補氣助五臟厚腸胃

麪 性熱麥之凉在皮麪去皮即性熱加醸水者

多口燥發渴

麩

性涼慰腰脚寒濕散血止痛

蕎麥

性寒宜降氣寬腸解酒毒

忌脾胃虛者勿多食致頭眩

高粱

即稷宜作酒治腹疾良

芝蔴

性平即胡又名巨勝子陶弘景曰八穀中

惟此最良宜補肺益腎潤五臟填精髓堅

筋骨明耳目涼血解毒黑者入腎白者入肺栗色者久蒸久晒可以耐飢

薏仁

性寒微寒

宜健脾補肺除脚氣濕熱去筋疼拘攣亦治疝氣熱淋祛邪輔正有益無損最宜常作粥食

菉豆　性涼去皮性平
宜清熱解毒利小便消腫痛
忌多食動腹中冷氣

豆粉　性涼澀粉皮索粉條皆能醒酒解毒

豆芽　同粉

黄豆　性平炒則熱煮則寒作豉則冷蒸晒則温

宜清熱下大腸濁氣　忌發瘡助膿

豆腐　性寒和脾胃消脹　豆腐漿　清火帶補

豆腐皮　性寒解熱除癍　豆腐干　性同豆腐

豆腐乳　性同豆腐

黑豆　性寒堅小者名馬料豆

宜鎮心活血明目補腎利水下氣散熱驅風解毒

豆豉　性冷發汗解肌調下氣

蠶豆　性溫即胡豆
　　　宜快胃利臟　忌多食發脹

豌豆　性平　宜益胃止泄　忌多食發脹

赤小豆　性平　宜補心　忌多食助熱

獸類

猪肉

性微寒雄曰豭煽割者曰豶母猪曰彘

宜補肉豐肌体澤皮膚亦潤腸胃生精液

忌多食助熱生痰動風故肉雖多不使勝食氣也風寒病初起及愈後宜暫禁之因油膩活滯風寒不能解散又病後腸胃虚弱難受肥濃也

猪頭　性熱有毒發宿疾

槽頭　毒比猪頭尤甚係猪項肉

腦髓　性大寒冷精損陽

猪舌　無毒可食

猪蹄　性平煮湯通乳汁洗眇瘡良

猪血　性平解丹石毒治頭風眩暈心血驚癇尾血

和氷片治痘瘡倒靨多食損陽

猪油　性寒涼血潤燥散風利腸解毒殺虫臟消干脹

猪心　性平治驚邪虛悸補心血不足

猪肝　性温補肝明目

猪肺　性微寒補肺治咳

鹿角膠　强骨髓補陽悦顔色

兎肉　性涼　宜益肺健脾小兒稀痘

忌孕婦不宜食

熊肉　性平　宜補虛損除風痺

熊掌　性溫益氣力禦風寒除痺補虛

熊胆　性苦寒涼心平肝明目殺蟲治驚癇五痔

麞肉　性温　宜祛風消瘤　忌動風

菓子狸肉　性平　宜去遊風

虎肉　性平味微酸　宜益氣力止驚悸

虎脛　治手足諸風

豹肉　性平　宜强氣健力

馬肉　性冷　宜壯筋骨治痿痺

忌發瘡疥春食防瘴毒

驢肉　性涼　宜益勞損　忌動風

野猪肉　性平　宜治腸風泄血

禽類

雞肉　性溫味辛入肺黃雌及烏骨者良

宜補虛溫中治勞損助陽氣

忌發風助肝火老雞頭有毒勿食

雞蛋 性平補血清音止嗽散熱定驚止痢安胎

鴨肉 性冷味甘鹹老鴨白鴨良

宜滋陰補虛除蒸止嗽利水道治熱痢

鴨蛋 性微寒能除心腹膈熱鹽藏食更宜

鵞肉 性寒味辛甘白鵞辛涼無毒蒼鵝冷有毒老

鶩良嫩鶩毒

宜解臟熱汗止消渴　忌動風發瘡

野鴨

性涼一名鳧

宜補中益氣平胃消食解熱

野雞

性微寒一名雉雞

宜補中益氣力止瀉　忌春夏食之微毒

鴿子　性平味甘辛入腎經助陽

宜除諸瘡疾解百藥毒　忌減藥力

鴿屎　治陰疝腹痛

麻鵲　性溫　宜益氣壯陽

斑鳩　性平味甘微鹹入肝經明目

宜補氣助陰能明眼目

麻雀蛋　有班五月取之和天雄兎絲子爲丸酒下
治陽痿不起

雁　性平　宜治風攣拘長毛髮鬚眉除結熱閘
耳聾

鸕鷀　性冷　宜治大腸蠱脹利水道

水族類

燕窩　性平潔白者良　宜消痰降火補氣

海參　性寒滑　宜鮮臟熱補腎故名參

忌猾滯而難化

鮑魚　性溫　宜化痰

魚翅　性平

鯉魚　性平　宜利小便治脚氣水腫黄疸

鱘鰉魚　性平味甘辛雄曰鱘雌曰鰉

宜作鮓可常食

鰣魚　性平味甘　宜補虛劳　忌發瘡癧

鱸魚　性温　宜温中益氣

鯖魚　性平味甘　宜治脚氣　忌服朮人勿食

鯖魚胆　治目疾除喉痺塗熱瘡

鯿魚　性平味甘即魴魚

鯽魚　性溫味甘

宜和胃寔腸魚皆屬火惟鯽魚屬土故益腸胃　忌不宜同沙糖食

鰱魚　性甘味溫一名鱮魚

宜補中益氣

忌多食令人熱中發渴又發疥瘡

鰍魚　性平　宜補虛益脾治勞瘵腸風便血

鯇魚　性溫即草魚　宜暖胃和中

鮎魚　性平味甘大者爲鱔魚　宜開胃消食治痢凡病中忌油膩生冷惟食蓁相宜

白魚　性平味甘又名鱎魚

宜開胃助脾補肝明目

忌患瘡毒人食之發膿

鰷魚　性平即餐魚　宜暖胃止冷瀉

蕭鮹魚　性平味甘　宜暖中益氣

銀魚　性平味甘淡

烏魚　性平味甘微鹹即鱧魚

宜煮湯洗除汗𤻲

鮰魚　性平味甘有黄白二色黄而小者名穎魚

鱓魚　性温味甘

宜補五臟除風濕尾血療口眼喎邪

鰻魚　性平味甘　宜除癆瘵骨蒸補虚損

鱺魚　性平味甘又名鯆魚

宜暖中益氣解酒消渴及酒病收痔兵陽

鱉　性平味甘　宜涼血滋陰愈瘧疾補腎除熱

忌與莧菜同食

龜　性温微鹹味甘　宜壯陽道

宜補心益腎滋除資智

忌惡人參龜板熬膏治陰血不足勞熱骨蒸

蝦　性熱味甘　宜壯陽道　忌多食發瘡

螃蟹　性寒味甘
宜除熱解結散血通經續筋骨
忌寒胃泄瀉

螺螄　性大寒味甘微鹹

宜清熱安痔利大小便

忌脾虛胃寒者食瀉不止

蟶干　性涼味甘微鹹入腎経

宜清熱除煩

石決明　似蟶而扁者治目疾

海蟄　性溫微鹹　宜清熱軟堅

菜類

韭菜　性溫味辛鹹入肺腎二經韭汁和烹京墨能心血　宜益胃助腎補陽克肺氣逐停痰春月多食最宜　忌春後多食昏神

韭子　性溫　宜補命门暖膝治陽痿

薤　性溫滑味辛又名藠子

宜助陽散血泄大腸滯同蜜搗爛可塗湯火傷

葱

性温散味辛和蜜可治金瘡毒壅炒熱熨臍下治陰疝腹疼

宜煮粥治痢發汗通陽氣止頭疼散寒邪利二便治耳鳴解諸魚肉毒

忌同蜜食同棗食

蒜

性溫味辛和猪肚食之能消鼓脹宜通五臟達諸竅去寒濕解暑氣辟瘟疫消腫毒破積化食利大小便解蛇虫諸毒獨頭無瓣者治瘡尤良

芸苔菜

性温味辛道家五葷之一其四即韭薤蒜芫

萎也

芥菜　性温味辛

宜利九竅明耳目除邪氣止咳嗽

油菜　性温　宜散血消腫　忌動疾發瘡

莧菜　性冷味鹹　宜通九竅

忌冷中損腹動氣不宜與鱉同食

馬齒莧 性寒 宜散血解毒利腸祛風

菠菜 性冷滑味甘澁 宜通腸胃利五臟解熱毒酒毒 忌滑腸動冷氣

萵苣菜 性冷味甘澁 宜開胸膈利氣

苦蕒菜 性寒味苦 宜解毒

蘿蔔 性温即萊菔 宜消食化痰
忌服地黄何首烏者不宜食

蘿蔔葉 止痢

蘿蔔子 治痰止嗽

胡蘿蔔 性平寬中下氣散腸胃邪滯

芫荽 性温即胡荽

宜外内通心脾外達四肢能辟一切不正之氣　忌久食令人多忘

茼蒿　性平　宜安心氣利腸胃消痰飲　忌動風

水芹　性寒　宜消煩渴

蔞蒿　性温　宜主發散　忌多食發瘡

莙薘菜　性平　宜利五臟去頭風

忌腹冷人食之破腹

黃芽菜　性平

菘菜　性溫即白菜北地無土不宜也

宜利腸胃除胸中煩渴消食下氣止熱嗽

忌夏前不宜多食發皮膚多痒

蓴菜　性冷滑
宜消渴利便下氣止嘔　忌多食損胃

甕菜　性平

蕨　性寒　宜去暴熱利水道
忌多食腹脹損陽落髮

芋　性平　寬腸胃充肌膚耐飢

忌多食難克化滯氣困脾

著

性平大者爲著小者爲山葯皮紅小似蘿蔔者爲甜著又名紅苕宜補勞瘦益氣力充五臟潤皮毛除煩熱

山葯

性平入脾肺二經補其不足清其虛熱固腸胃化痰涎止瀉痢益心治健忘久食清耳目

搗敷瘡毒消腫硬

百合　性平

宜潤肺寧心清熱益氣止嗽除涕淚利二便

香椿　性寒香者爲椿臭者爲樗

宜寒能勝熱苦能燥濕濇能收歛治濕熱泄

瀉滑遺止小便

茭白　性冷　宜克熱利小便解食毒芦笋同

竹笋　冬笋者惟温其餘俱性冷難化
宜通利九竅與胃化熱消痰多痰者宜食

扁豆　性温
宜調脾暖胃消暑除濕止渴止瀉解酒毒

豇豆　性平即長豆為豆中上品又名豆角

宜益氣補腎健胃和臟生精除渴止吐逆泄痢

紫蘇　性溫　宜去寒發表開胃除脹辟腥解毒

茄子　性寒又名蘇　宜散血寬腸

忌動風發疾秋後食損目

枸杞葉　性涼　宜清心肺寒熱去風明目

生薑　性溫

宜生用遂痰寒邪能散炮熱除胃冷能守通神明去臟惡宣肺氣而解鬱調中暢胃口而開痰下食　忌多食損目

蘑菇

性寒　宜益腸胃化痰理氣

忌動氣發病不可多食

羊肚
菜同

茨菇　性辛　宜清熱治癰除結核瘰癧

金針　性寒　宜舒脾開胃　忌多食滑腸

紫菜　性寒　宜鮮煩熱消瘿結

菌子　性寒　忌因濕氣薰蒸而成多有毒殺人

木耳　性涼　宜治牙疼血痢除痔　忌多食難化

石耳　性冷　宜益精明目除瀉血安痔漏

香艽　性平　宜益氣不飢治風破血
忌深山僻處者有毒殺人

瓜類

冬瓜　性寒　宜瀉熱益脾利二便消水腫散熱毒

冬瓜子　補肝明目

瓠子　性平長曰瓠瓜短曰葫芦

宜除煩熱利遒水道潤心脾花葉俱解毒

忌多食令人吐痢患脚氣冷氣者食之永不除也

西瓜　性寒　宜解暑除煩醒酒利便謂之天生白虎湯　忌多食傷脾助濕致成瘧疾

西瓜子　多食動火助熱

菜瓜　性寒即稍瓜多用作醬菜

宜洩熱氣解酒熱毒

忌苦寒有毒不可多食

甜瓜 性寒 宜止渴除煩利小便夏不中暑

忌多食破腹

苦瓜 性寒 宜除邪清心明目

苦瓜子 益氣壯陽

南瓜　性溫紅色者名金瓜南人俗名番瓜北名倭瓜

宜補中益氣　忌發脚氣黃疸並諸瘡·

絲瓜　性冷　宜除風化痰涼血解毒消浮腫治腸風

忌多食落髮

王瓜　性寒即番薯一名地瓜

宜除諸熱邪益氣散癰腫愈黃疸婦女行乳

通經

黃瓜　性寒一名胡瓜　宜清熱解渴利水道

忌多食致瘧疾

木瓜　性溫即香瓜　宜和胃滋脾益肺止吐消食

治轉筋除濕痺脚氣

菜類

棗子　性温北産肥润者良

宜補中益氣滋脾土润心肺生津液悦顔色

通九竅助十二経和百葯

忌多食生虫損齒作鼓脹不宜同葱魚食

柿子　生柿性寒柿餅性平

宜治腸風痔漏健脾濇腸润肺止嗽安反胃

忌多食生柿苦寒敗胃

柿霜　性冷　心呃逆解誤食桐油毒

栗子　性溫　宜厚腸胃補腎氣熟食則耐飢煨食
心內寒暴瀉　忌多食生則難化熟則滯氣

榛子　性平似栗甚小俗名茅栗
宜厚腸胃心飢調中

桃子　性熱　忌多食生內熱發脹長癤夏秋成痢

桃仁　性平行血消堅潤大腸除皮膚燥痒

李子　性溫　宜生津止渴　忌多食發痰瘧

杏子　性熱　宜止熱　忌多食昏目生痰

叭噠杏　止嗽下氣消腹悶

梅子　性澀　宜止煩渴生津

忌畏風寒者不宜食恐收寒入內且損齒泄津液傷腎

烏梅　性平烟熏暑者除煩熱止吐逆消酒毒斂肺澁腸

白梅　性平醃晒干者除痰止瀉痢解煩渴

橘子　性寒　宜肺經化痰開胃除胸膈氣

忌食肉生痰

橘皮　具皮青者曰青皮皮陳者曰陳皮去皮裡白者曰橘紅陳皮調中快膈導氣消痰青皮破滯削堅除痰消痞橘紅順氣化痰和中利膈

柑子　性寒宜順氣調中解酒熱　忌多食損齒

橙子　性寒比柑稍大美在皮下氣消痰止惡心肉

不可食

柚子　性寒大如瓜皮肉遜柑消食解酒

香櫞　性寒大小如橙蒂如金錢取其氣香皮肉俱不佳

金橘　性微寒小如繭皮肉酸功用同柑

佛手柑　性溫止心下氣痛

梨子　性微寒　宜润肺消痰解火止渴解酒生者清六腑之熱熟者滋五臟之陰切片貼湯火熱毒　忌脾虛瀉痢及血虛人不宜食

梨汁　治中風失音

蘋果　性平

林檎　性温大為檎小為奈子　宜下氣消痰

白菜　性温而濇　宜熱食温肺益氣生食降痰解酒　忌多食動氣小兒動肝

核桃　性熱而濇即胡　宜固腎濇精温肺潤腸補氣養血　忌多食動風痰助腎火有痰火者不宜

橄欖　性涼　宜生津除煩解毒醒酒

橄欖核　燒灰敷蛀疳良磨水化魚骨硬

荔枝　性溫　宜入肝腎散滯氣辟寒邪

忌多食發虛熱口舌齦腫衄血仍以殼煎水

飲之即解

龍眼　性溫　宜益脾長智養心包心腸風下血

潤肺心健忘　忌中滿者不宜食多食衄血

榧子　性溫澀　宜消穀令人能食治滑腸可治五痔　忌與菉豆相反

葡萄　性平　宜冷而不寒除煩解渴逐溼利水

桑椹　性冷　色黑入腎　宜峻補腎水通利關節安魂鎮神聰明耳目解酒熱烏鬚髮取透熟者濾汁熬膏加蜜點

湯和酒並妙

枇杷　性平　宜利肺氣心吐逆潤臟除熱

栢子仁　性温潤　宜養心氣潤腎燥助脾滋肝益志寧神聰明耳目除風濕澤皮膚常食有益無損

山查　性冷　宜消食補脾化滯心痢

忌脾弱者不宜多食恐大克伐

石榴 性溫 宜止瀉痢除咽喉燥渴 忌多食損齒

櫻桃 性熱 宜益脾氣止洩精 忌內熱有喘嗽者不可食

楊梅 性大熱 宜消食滌腸胃

忌多食發熱損齒

落花生

性平　宜補脾肺香能舒脾色白入肺

忌油者不宜食反能致

蓮子

性溫濇　宜補脾能交水火而媾心腎安靖君相火邪益十二經脉血氣濇精氣厚腸胃除脾泄久痢白濁夢遺女人崩帶諸血病

藕節　性溫而濇解熱毒消瘀血止吐衄淋痢一切血症

蓮鬚　性濇清心通腎固精烏髮

藕粉　安神益胃

菱　性寒宜止渴解酒

芡實　性溫而濇宜固腎益精補脾去濕止瀉除

亭遺煮熟研膏同粳米作粥甚助精氣

荸薺

性寒滑味甘主化堅即地栗

宜益氣安中開胃消食除胸中實熱以五種

噎膈能消堅消積和銅錢嚼之則錢碎

檳榔

性温味辛苦微澁

宜破滯散邪攻堅去脹消食行痰除風下水

醒酒解瘴　忌多食泄臟氣

甘蔗　性寒味甘　宜和中助脾除熱潤燥止渴消痰解酒毒利二便　忌多食出鼻血

甘蔗汁　與姜汁同服止嘔噦反胃

白糖　性温熱和中消痰止嗽

紅糖　性温熱同白糖皆甘蔗汁熬成補脾潤肺

蜜糖　性涼熱溫味甘痘痂不落以此敷之
宜合丸藥燥潤燥㕧嗽除瀬明目悅顏
忌嘼滑腸泄者忌用不宜同葱食

飴糖　性熱味甘即米糖糯米熬成
宜和脾胃潤肺化痰㕧嗽
忌多食發濕動火損齒

雜食類

水　性各不同味淡

大雨水　性平久下淫雨爲潦水　宜治心病狂邪

露水　性平露能解暑瘧疾之药由于暑故治瘧之藥宜露一宿服　宜心煩清心

雪水　性冷　宜解热去酒熱消瘀癖洗目退赤

氷水　性冷　宜去煩熱解酒毒暑毒

忌多食寒熱相激成脾疾

海水　性温　宜去風瘙消食脹

江、河水　性平　宜煎葯通二便急流者性速而達下

迴流者性逆而倒上

泉水　性寒　宜解熱悶煩渴

温泉水　性熱下有硫黄　宜治疥癬

井水　性平山泉者上城市者下清晨初汲為井華水　宜治熱鮮煩

地漿水　性寒掘地作坑用新汲水攪濁待澄取用　宜治中暑

陰陽水　性平生熟各半　宜治上吐下瀉倉卒霍乱

揚勞水 性速用杓揚起千遍又名甘瀾水
宜通二便

百沸水 性温滚水久沸 宜主發散助陽氣

屋漏水 性寒 忌有毒不可用

花瓶水 性熱 忌有毒不可用

鹽滷水 性熱有毒熬鹽初成槽中滴下黑水

忌有大毒

醭水　性温濇取蒿蓼等草用水浸過晒干燒灰以所浸之水淋汁入白麪凝结成醭宜消食磨積洗衣去垢　忌多用損腸胃

米泔水　性平　宜常飲調和脾胃浸洗葯良

甑氣水　性平　宜治面上口唇爛瘡

飯湯水

性溫　宜調中開胃理臟腑

茶

性寒新茶性熱陳茶性涼

宜除煩止渴消食下氣解食物油膩燒炙之毒濃煎引吐和生姜煎名姜茶茶助陰姜助陽使寒熱治平治小兒傷風寒可常用

忌多食寒胃消臟腑脂膏嗜茶面黃寒傷胃

也酒後飲茶引入腎經膀胱多患瘕疝水腫

空心早起亦忌

本草拾遺云飲茶能消食除痰心煩去膩熱過飲傷脾胃每食後以濃茶嗽口煩膩即去脾胃不損且食物在齒得茶漱滌之盡消縮脫去不煩刺剔而齒亦因此堅密

孩兒茶　性澀出南番以細茶末入竹筒埋土中日久取出搗汁熬成塊

宜清熱化痰生津塗肌定毒疼

酒　性熱味辣者能散味苦者能降味甜者能和胃味淡者能利小便味厚者性烈毒最宜服宜少飲有益

宜和血行氣壯神禦寒消愁却邪逐穢暖水能行一身之表引藥至極高之分此少飲之益

忌熱飲肺傷冷飲傷脾多飲傷胃成蠱脹動火致吐血作渴積濕生痰氣足病蓄熱生癰疽及成痔漏為害無窮致喪命不可救藥

燒酒　性大熱　宜浸葯飲貼湯火傷不宜多飲熱飲

高粱　性平即稷米酒和中心泄治腹疾良

粟米酒　性寒胃熱稍渴者飲之良泄瀉者不宜飲

、戒酒語

陳宗泗曰斟於杯中者酒也吸於口入於喉則流毒無窮傷臟壞腑乱性昏神失事廢時生嫌惹厭助

狂徒之氣發鈍夫之言致無形之疾損有限之年内受種〻暗傷外現般〻醜態本能者縱而不節不能者效而强貪習慣難移悔而莫及今為改酒之名謂之禍水

蘇油　性热　宜解毒潤腸調瘡毒葯良

忌生食滑腸胃

菜油　性熱　生則熱煎則寒

茶油　性平　宜醃小菜

豆油　性熱氣穢　宜潤腸　忌多食反困脾

桐油　性冷　宜熬膏藥解熱毒

忌悞食大作泄漏用陳柿餅煎水即解

鹽　性寒人心火盛笑不已似瘋者用鹽煅赤煎

水飲之即心
宜清心火解毒善入而軟堅
忌多食傷肺發咳傷腎發渴助水腫損容顏
減胃中津液過食鹹味必口干可知

醋

性溫而斂　宜消食解毒開胃令人思食治
口舌熱瘡含漱即愈

忌多食損齒悴顏傷筋因收縮太過也

醬

性微寒以豆造陳久者良

宜除熱及湯火毒殺一切魚肉菜毒

忌多食助湿損精因鹹入腎也患癬愈後勿

食防疤黑

糟

性熱陳者性平　宜消食化滞

忌有痰火者勿食

紅麴 性溫 宜消食活血

芥辣 性溫 宜入肺發汗散寒利氣豁痰散癰毒腫心痛 忌久嗽肺虛者勿食

茴香 性熱如麦者爲小茴有稜辧者爲大茴 宜和中益腎煖丹田暨下部

忌多食發瘡因香辛故也

花椒

性熱純陽秦產者名秦椒蜀產者為川椒々之子名椒目　宜入肺發汗散寒治咳嗽入脾煖胃燥濕消食除脹除心腹冷痛治陽衰溲數陰汗補腎堅齒明目通經殺勞虫安蚘虫　忌肺胃熱者不宜多食

柹目　宜治水蠱腎虛耳鳴

𣑱柹　性熱久蒸久晒可用煖胃
宜煖胃快膈治寒痰冷痢胃寒吐水
忌多食損肺走氣痛蟲昏目動火發瘡發痔
此言生柹

紅柹　性熱色紅如珊瑚者有長而尖者有短而圓

者又名海椒

宜入大腸解毒切細和醬及猪油炒作菜料

治各痔瘡神效

忌生食多食致齒痛唇腫

烟草

性熱　宜散食脹風寒溼痺消滯氣停痰解山嵐瘴氣　忌多食火氣薰灼耗精損神

此烟草自明萬歷年间始出於閩廣其相習食烟之始以征滇之後師入瘴地無不染病獨有一營無恙因衆皆食烟故也性屬純陽其氣強猛故下咽即醉雖散瘴邪亦耗正氣凡火盛氣虛之人決不可用食烟悶者噙冷水可觧或紅白砂糖亦觧

戒烟語

汪三儂曰近日尚吃烟予每語人曰為何以火燒五臟請看吃烟之管具中垢膩積滿人之腹内亦必如此其何以堪有人聞予言忽猛醒誓戒不用初甚決絶少焉憶及便鬧戒矣予曰病酒而禁酒之夫破戒不待終朝難産而畏産之婦好合何須滿

月嗜烟之癖甚于酒色惑色惑酒殊可怪也

齋戒語

人能齋戒本是好念何可盡非然須向其發念果屬何為若必為畜類惜生為福利求佑為媚悅佞佛此三者皆可不必也何也如謂物与己同類不宜宰食則六畜原為人用聖王立政令畜五雞二彘者為何

也且卿大夫食肉祀先者血食奉親者有酒肉豈皆不仁不慈之事乎如謂福利於己由此可求世间善事甚多積善必有餘慶其他善事可以不為而獨藉持斋與必獲福有是理乎至謂以慈佞佛媚而悅之夫慈本仁德仁者人也當以愛人為先論愛人訊而同類近而親友至戚而家庭皆在當愛今人於一体

人類莫不相兩獨區區惜此畜類何慈之有而謂為佛者不論真慈假慈惟佑持齋之人以為媚己恐無是佛矣夫所謂齋者在明潔其心內外兼持一為虔修祀當奉祭祖先神明齋明盛服飲食必改常以昭敬也一為抑制嗜慾口之于味為嗜慾之首人所最難饜足者而昏志氣生疾病皆原於此所謂病從口

入禍從口出者也能斋則滋味淡泊氣血不强悍主宰清明肉軀皆得其職矣一為扶助德行凡人見善不能決從見惡不能決去一念堅持其齋損所甚愛就所不愛以此潔誠增長善念愈積善功此皆奉斋者之所為不戀畜類不緣福利不緣媚悦內外兼持克己臣志人能克己方許持齋不然徒成痴妄之人

而已矣

修養宜隄防疾病第七

夫人果能順六氣之和七情之戾使疢疾不作豈不甚善然疾者至聖之所慎明哲之人不治已病治未病既病而需醫藥猶臨渴而掘井泉鮮有能濟者況良醫難逢真葯莫辨當見死于病者十之三死于醫

者十之七蓋醫之一道須上知天文下知地理中知人事三者俱明然後可語人之疾病不然則如無目夜遊無足晝躡動致顛仆而欲愈人之疾者未之有也至藥之爲用或道地不真善惡逈别或市肆多僞氣味全乖非惟不中病反致病增用者不察嘗試漫施則下咽不返死生立判顧不大可懼耶所以有服

葯者之多甇不葯者之反存歲庚子予補選都门適同宗前輩某亦候補郡守僑寓悯忠寺抱痾二年堅忍不服葯惟調息飲食起居病無減退亦未加劇會竂友某至京詣悯忠寺視疾力薦良醫一人極稱其治病如神前輩某因慫慂难却强就診治竂友代為購葯意倍殷勤且決其旦夕奏效前輩徉諾之葯雖

煎未沾唇也越日密友亦病並非沉痾即所薦之良醫葯之前輩日使家僕向訊蓋答其前意之殷勤也甫數日僕忽返告曰密友某死矣前輩惋歎不已未幾已病全愈得補官出都矣又族姪陶村公宰耒陽長子嬰患風寒疾諸醫治莫效訪求一良醫進葯數劑病轉甚勢危篤醫來病者堅拒之醫大言嚷曰葯

力不勝病如再服無效予甘罪罰族叔且疑且信強其子下咽無何痰起而氣旋絕矣急索良醫已逃竄無蹤噫可畏哉舉書籍所傳庸醫殺人不可殫述此則予所耳而目之者或者曰然則葯固可廢歟曰何可廢也慎之已爾慎醫葯莫如慎疾病慎疾病尤宜知疾病今為就一身五臟受病之因辨病之誤免病

之訣分類指示據病之種類數百心就所常見而易

搆者摘録之俾於未病之先知所謹慎庶幾不藉神

樓而普登春台也

按東垣格致餘論序謂古方新病安有能相值者

泥之且殺人此編中載病不載方即此意也

心臟

形如未開蓮蕊中有七孔三毛位居背脊第五椎各臟皆系附於心屬火旺于夏四五月色主赤苦味入心外通竅于舌出汁液為汗在七情主憂樂在身主血與脉所藏者神所惡者熱面色赤者心熱也好食苦者心不足也怔忡善忘者心虛也心有病舌焦苦

喉干不知味無故煩燥口生瘡作臭手心足心熱

肝臟

形如懸瓠有七葉左三右四位居背脊第九椎乃背中間脊骨第九節也屬木旺于春正二月色主青酸味入肝外通竅于目出汁液為淚在七情主怒在身主筋與骨所繞者血所藏者魂所惡者風肝有病眼

生蒙弱兩眼角赤癢流冷淚眼下青轉筋昏睡善恐如人將捕之

面色青者肝盛也好食酸者肝不足也多怯者肝虛也多怒者肝寔也

脾臟

形如鐮刀附于胃運動磨消胃內之水穀

屬土旺于四季月色主黄甘味入脾外通竅于口出汁液為涎在七情主思慮在身主肌肉所藏者志所惡者濕

面色黄者脾弱也好食甜者脾不足也脾有病口淡不思食多涎肌肉消瘦

肺臟

形如懸磬六葉兩耳共八葉上有氣管通至喉間位居極上附背脊第五三椎為五臟之華蓋屬金旺于秋七八月色主白辛味入肺外通竅于鼻出汁液為涕在七情主喜在身主皮毛所統者氣所藏者魄所惡者寒面色淡白無色者肺枯也右頰赤者肺熱也氣短者肺虛也背心畏寒者肺有邪也

肺有病咳嗽氣逆鼻塞不知香臭多流清涕皮膚燥癢

腎臟

形如刀豆有兩枚一左一右中爲命门乃男子藏精女子繫胞處也位居下背脊第十四椎對臍附膂屬水旺于冬十十一月色主赤鹹味入腎外通竅于

耳在出汁液為津唾在七情主慾在身主骨與齒所藏者精所惡者燥

面色黑悴者腎竭也齒動而疼者腎炎也耳閉耳鳴者腎虛也目睛內瞳子昏腎虧也陽事痿而不舉者腎弱也腎有病腰中痛膝冷脚疼或痺蹲起昏倦重骨酸臍下動風牽痛腰低屈难伸

養生以保脾胃爲主

人以水穀爲生故脾胃爲養生之本故東垣脾胃論曰歷觀内經諸篇而叅考之則元氣之充足皆由胃氣無所傷而後能滋養元氣一有所傷而元氣亦不能充足此諸病之所由生也即如臟腑脉候無不皆有胃氣胃氣若失便是凶候如凡氣短氣奪而聲啞

喘急此肺臟之胃氣敗也神昏失守昏昧日甚而畏寒異常者此心臟之胃氣敗也燥擾煩擾實縮並强而恐惧無已者此肝胆之胃氣敗也脹滿不能運飲食不能入肉脱疾壅而服葯不應者此脾臟之胃氣敗也幽门不能禁水泉不能化熱蒸不能退骨痛之極不能解者此腎臟之胃氣敗也胃强則皆强胃弱

則皆弱有胃氣則生無胃氣則死所以察病者必須先察胃氣凡治病者必須常顧胃氣胃氣無損諸可無慮矣

繆仲淳經疏脾為土臟胃為之腑乃先天元氣之所自出胃主納主消脾虧則不能消胃弱則不能納飲食少則後天元氣無自而生精血坐是不足也經曰

損其脾者調其飲食節其起居適其寒溫此至論也然其要一在戒暴怒使肝無不平之氣肝木和則不賊脾土矣一在養真火命门者火臟也先天元氣之所寄即道家所謂祖氣醫家所謂真陽氣真相火也此真陽真火每當子後一陽生ゝ即上升過中焦經脾胃則能腐熟水穀蒸糟粕而化精微脾氣散精上

輸于胃肺通調水道由膀胱氣化而出是謂清生濁降此無病之常也常人之壯者有三一者稟賦厚厚二者保嗇精神不妄喪失三者志氣無所拂鬱則無年雖邁而犹壯也苟不慎攝生之道多慾以傷腎子後一陽不以時生不能上升腐化水穀且火不生土而脾胃困之日弱也

又曰脾胃由寒濕生痰或飲嗽過度好食油麪猪脂濃厚膠固以致脾氣不利壅滯爲患或不思食或腹脹泄瀉皆痰所爲也

又曰脾虛漸成脹滿夜劇晝靜病屬陰當補陰夜靜晝劇病屬陽當益脾氣

經脉篇曰胃中寒則脹滿

陳無擇曰脾虛多病濕內因酒麪積多過飲湯液停滯臟物燒炙膏粱過度也

脩養宜護持葯物第八

上古天真論曰男子年過八八六十四數先天漸失元氣寢（寖）虛臟腑皆衰筋骨弛懈血脉短促精神耗散肌肉無華日就憔悴惟藉（服）餌扶助以培天語云破屋

不修容易此之謂也古聖先哲嘗草以備藥治人百病
復遺方書以利後世誠以醫藥斡旋有造化之功無
如服餌者守身不慎致六情氣外侵七情內熾飲食
衆毒暗攻雖日進參术猶之用兵者銳師臨陣强冦
勢寡不敵衆無效則謂參术無功置而勿論非自貽
伊戚乎方書所載補益之劑甚多或真材無處可求

或大葯之資難購又或舖張名寔[賓]不符今惟取平易

而素常歷驗者畧載數方以便採擇即自寶以護身

兼廣傳而壽世

前云慎醫葯戒漫嘗者以病時言也此云備葯物謹

護持者以平時言也

長春至寶丹

服此丹能健脾開胃進食止瀉强筋壯骨填精補髓活血助陽潤澤肌膚調和五臟延年益壽返老還童凡人六十以後急需接助以救殘衰服此丹至老無痿弱之症

鹿角膠四兩牡蠣粉炒成珠　熟地八兩　枸杞子四兩酒蒸　當歸四兩酒蒸

破故紙四兩　牛膝四兩酒洗　巨勝子四兩炒　巴戟四兩酒浸

肉蓯蓉六兩酒洗去鱗甲　杜仲四兩姜汁炒去絲　哺退鷄蛋殼七个炙黄研

鱉頭五兩蜜酥炙　黑驢腎一条切片酒煨杵爛　瑣陽四兩酥炙　人參

黄狗腎三条酒煨杵爛　鴿子蛋三十六个煮熟入药

先將衆药磨成细末將二腎鴿蛋搗爛入药拌匀蜜

丸臼杵千餘下做成桐子大每服三錢

老年常服精力不衰方

白蜜 二斤 公猪腰子油 四兩 核桃仁 二斤 鷄蛋 二十个

先將蜜熬好猪油切烱放下又將桃肉用水泡去皮搗碎放下復將蛋打開放下滚好隨將大碗盛貯早晚或湯或滚水化開任服

八仙糕 治無病久病老病脾胃虛弱精神短少等症

人參 山药六两 蓮肉六两 芡寔六两 伏苓六两

糯米七升 旱粳米七升 白糖霜二两五錢

又將山药參蓮芡苓五味各為细末再將粳糯米

為粉再山药末和匀并白糖入審湯中炖化摊鋪

籠内切成條蒸熟火上烘干收好飢時用白湯泡

數條服舒脾寛胃功难秘述

回春烏龍丸　此秘方服之体健身輕耳聡目明烏鬚黑髮齒落更生陽事强壯丹田如火百病消除

烏龍一付即烏犬骨連頭至尾脊骨一條不用水洗用黄酒浸一宿用硼砂五和奶酥油搽骨上火炙黄色為度秤骨二十四兩足犬須一週年者佳如走去

陽者不效一犬不足用二犬骨務称足分兩

胡桃肉五錢去皮炒黃　巴戟一兩酒浸去骨　石蓮子一兩去壳　遠志一兩甘草水浸泡炒

棗仁一兩炒　肉蓯蓉三兩泡洗去鱗甲　金釵石斛一兩　桑寄生一兩

大茴香一兩泡炒　破故紙一兩泡炒　石菖蒲一兩　芡實一兩炒

蓮鬚一兩　鹿茸一對酥炙

右药共末用黃酒打糊為丸桐子大每服空心酒下

牛骨髓膏　此膏專補虛損活血榮筋潤澤肌膚返老還童

牛髓一斤　白蜜一斤

同煉過和在一處以磁罐盛貯另用炒熟麥麪每斤三匙用髓蜜二匙拌勻滾水或酒沖服

脂桃膏　取木火相生

補骨脂 十兩 揀淨黃酒浸一夕蒸熟晒干研末又名破故紙

胡桃肉 廿兩 溫水泡去皮搗如泥蜂蜜一斤白者更佳

先將蜂蜜入鍋內煎一二滚即以前二味入蜜內攪匀收入磁罐內每飯前空心酒調一盞服如不

飲酒用滚水亦可忌芸苔油菜

補骨脂

屬火堅固元陽暖丹田入命门補相火腎虚則命门火衰不能薰蒸致脾胃虚寒遲於運化飲食减少故補命相火即是補脾胃也

胡桃肉

屬木温肺化痰補氣養血通命门助腎火合故紙有木火相生之妙能使精氣内充　昔鄭國生平不服他藥只此一方久服後容顏如少鬚髮轉黑

牛乳膏

牛乳二斤　淮懷山藥一斤研粉　杏仁一斤滚水泡去皮尖

先將山藥杏仁細研成粉拌入牛乳用新磁罐封

固久煮每日空心酒調服

牛乳補虛勞山葯白入肺甘入脾補其不足又益腎

强陰益心氣治健忘化痰心遺精瀉痢杏仁除風散

寒順氣行痰潤燥消積、

蓮薏粥

由蓮肉两去皮心 薏苡仁两 白米一合

蓮肉濇精厚腸除脾泄　薏苡仁健脾去濕補肺

清熱治脚氣療筋急　白米粥暢胃氣生精液除

煩清熱

黄耆湯

黄芪　烏雞骨肉毛俱黑者良

黄芪補氣固表實腠理炙用補中益元氣生血

烏雞屬水，餘胥屬木，故動風，補虛温中，益肝腎。男用雌雞。

延年益壽丹

能烏鬚延年，填精補髓。陰虛陽弱無子者，服至半年即有子，神效。

赤白首烏各一斤，黑豆拌蒸晒　赤白伏苓各一斤，入乳拌蒸晒　懷山药四兩，姜汁拌炒

川牛膝八两酒炒　兎絲子八两酒炒　甘枸杞八两　杜仲八两去皮姜汁炒

破故紙四两黑芝蔴拌炒去蔴不用

煉蜜丸如桐子大每服七十丸塩湯或酒任下

加味安神丸　主安神益志治心虛血少觸事

多驚及健忘不寐服之神氣自足

當歸身二两酒炒　熟地黃二两　茯神二两　遠志肉一两泡去心

人參 酸棗仁炒研 炙黃芪弃 栢子仁炒研 上桂米
白芍藥炒研 北五味米 小橘紅研 粉甘草米
蜜丸五分每服三錢滚水下

加減資生丸、治脾氣怯食弱食後反飽

杭白术漂 薏苡仁炒 懷山药蒸 白扁豆炒各弃
北桔梗研 白茯苓蒸 白豆蔻去壳煨 炒吴曲

大麥芽炒　香附米　西砂仁去壳　淨芡實炒

廣橘皮谷芽　白蓮肉去心　粉甘草芽

研末煉蜜丸每服五錢

辟寒丹

雄黃　赤石脂粘香者佳　干姜

右各等分為末用蜜同白松香末為丸如桐子大

酒送下四丸至服十丸必可不衣棉赤身入水

辟暑丹

雄黃研水飛　白石脂水飛　丹砂研細黃泥裹燒如粉　磁石水飛去赤

各等分入乳同白松香為丸如桐子大空心白湯送下四丸服至三兩許夏月衣裘褐暑氣亦不侵

入二方乃仙傳頗有神驗也

黑髮烏鬚方

黑豆五升揀去扁破用一大砂鍋將烏骨老母雞一隻煮湯二大碗無灰老酒二大碗何首烏四兩鮮者用竹刀削碎陳者用木槌打碎陳米四兩旱蓮草四兩桑椹三兩生地黃四兩歸身四兩破故紙二兩俱用吮咀拌豆以酒湯為水砂鍋大作一料砂鍋小作

二斗用文火煮豆以干為度去葯存豆取出凉去熱氣以磁罐盛之空心用淡塩湯食一小合以其嘗用雞湯煮過早晚宜慎于盖藏以防蜈蚣也食完再製但自此永不可食蘿蔔服至半載鬚髮從内黑出目明如少極妙

内功十三段圖說

〔清〕寶鼎　編纂

上海商務印書館　民國十六年版

內功十三段圖說

〔清〕[illegible] 上海商務印書館 民國十六年版

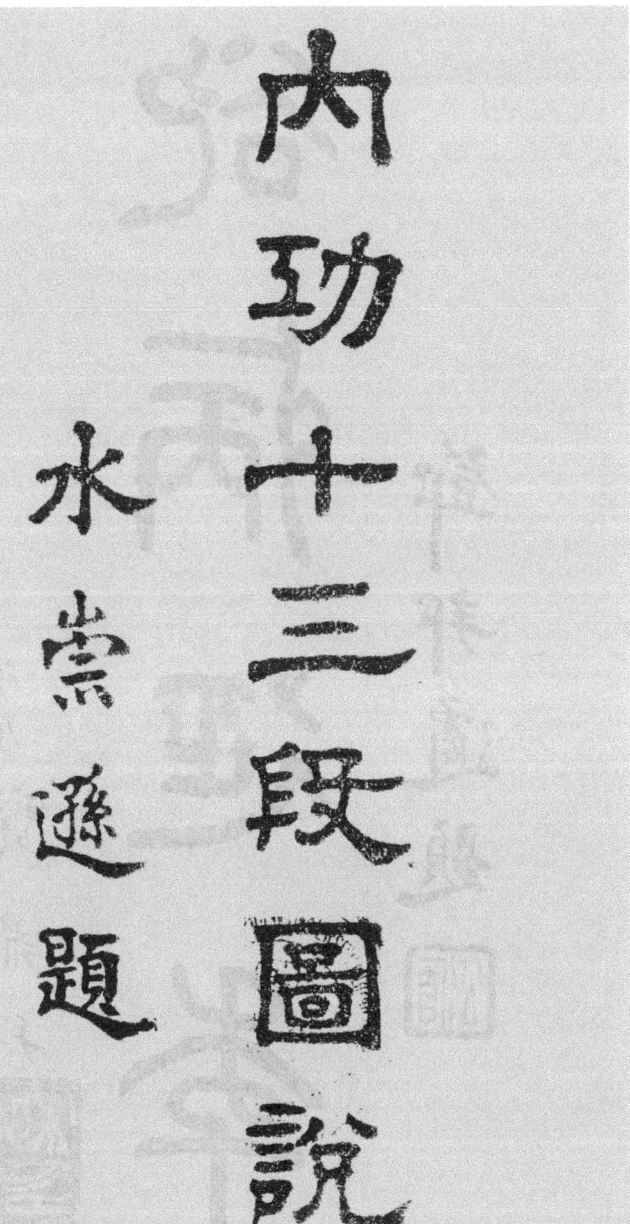
內功十三段圖說
水崇遜題

舊屬寶鼎拜

卻病延年

鄧邦述題

余于乙丑冬入蜀識　先生于三台聞
先生頗諳武術尤精内工余㠯病胃積年
衰弱從　先生專學内工習之三月體氣漸
强已著效驗識之㠯告世之讀此編者

丙寅夏五月天津王襄

顯廷小影

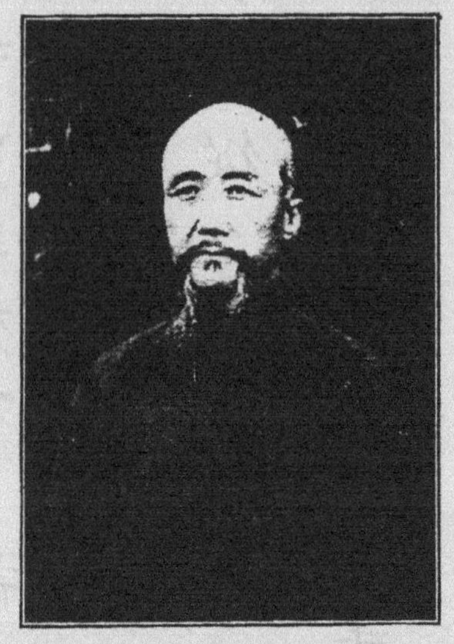

惟昔我師淹貫
內功津迪後進
昭然發曚養生
引年肅保厥躬
紀也向往矍鑠
此翁

丙寅夏五月

閩侯林輔題

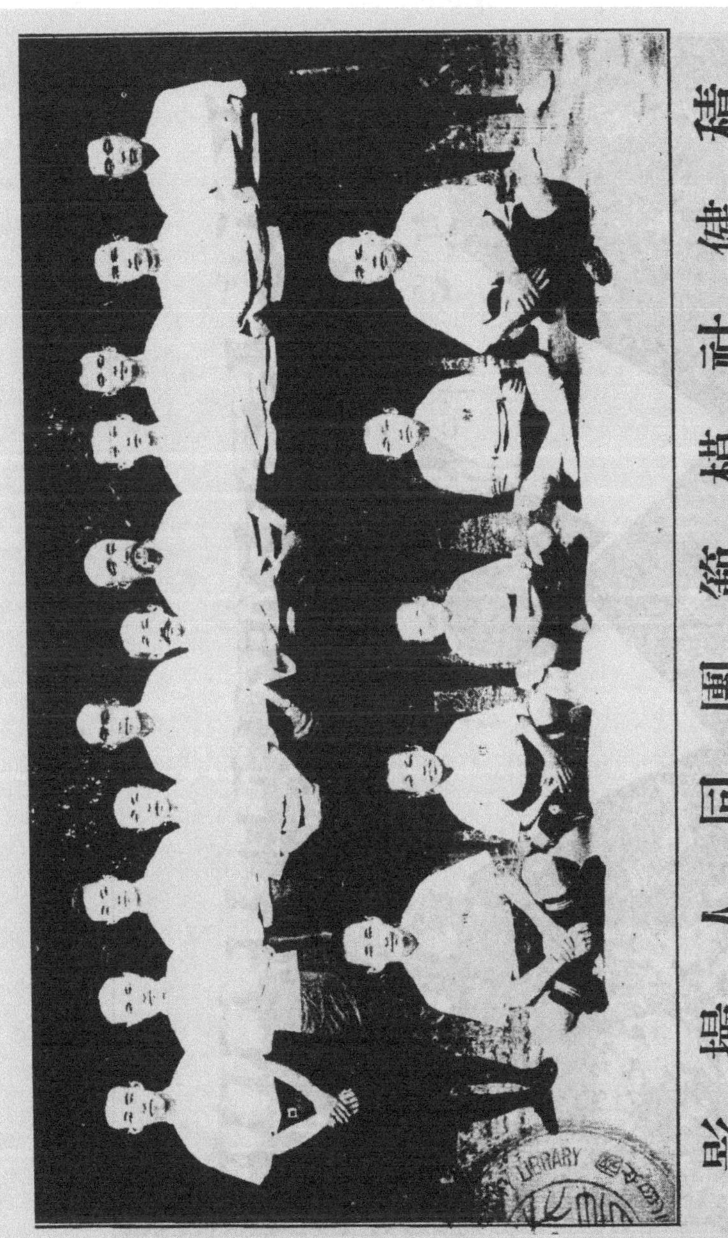

積健社模範團同人攝影

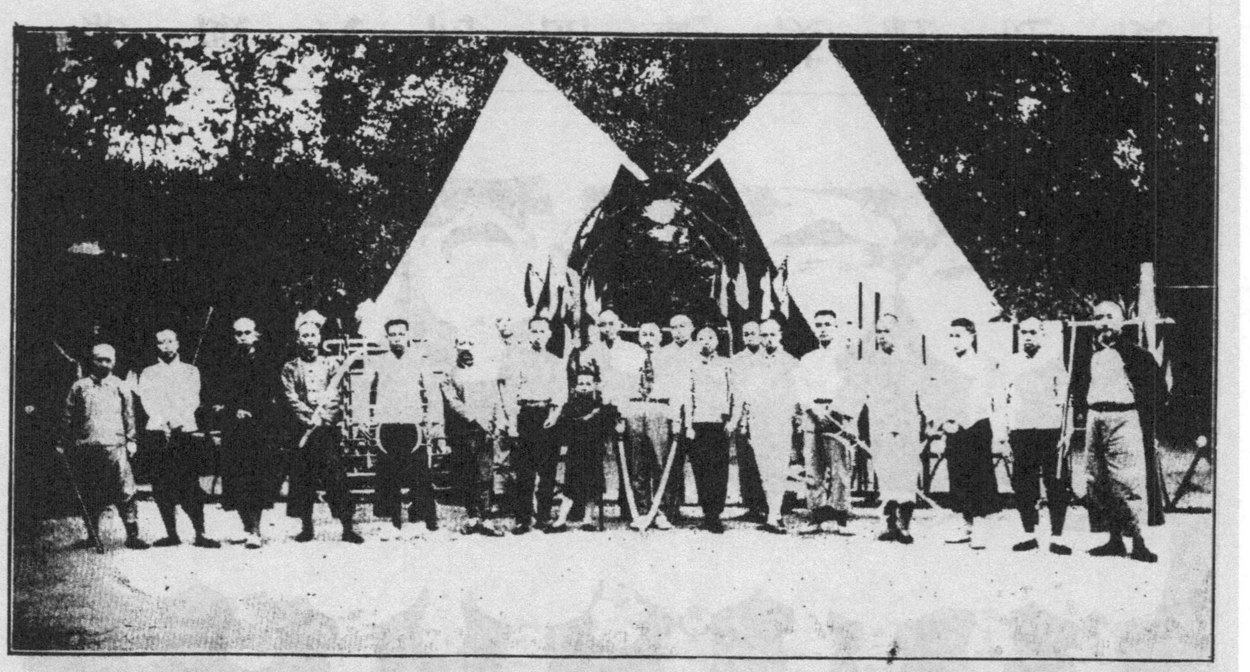

癸亥國慶日積健社表演武術攝影

內功十三段圖說目次

序

自歐西發明槍械之學吾國朝野士夫悉營營於物質研究對於數千年傳來技擊之術視若弁髦或唾棄之詎知槍械只能及遠如遇短兵相接遂失效用技擊不但自衛有餘更補軍隊之不足顧可忽諸余每讀明清兩史輒歎顧亭林輩結納海內劍俠志匡明社浩氣凜然屢蹶屢起始終不渝雖目的未達賫志以歿而英挺不拔之概無一不從精研技擊服習內功而來吁技擊之術謂爲與世道人心大有關係也亦可惜缺少專書

莫由進窺堂奧耳寶君顯廷精研技擊兼習內功垂四十年于役秦隴燕蜀教學不輟老而彌篤近著內功十三段圖說一書段分十三圖附廿二屬序於余披覽一過審知行功煉氣諸法與誠意正心之旨相表裏竊幸技擊之術於焉不墜業斯術者得有津梁豈僅軍事方面借鏡有資將來人執一篇當以此覘社會之進步是爲序

普慈吳蓮炬識於梓州

序

寳君顯廷瑞老友也乙丑秋瑞自渝歸遇於邑見其年近六旬而強健猶似年少瑞心慕之既而出其彙集煉習内功宗旨法門並撮像二十二圖以明其用功之次第而乞言於不肖瑞思人與天地別而實與天地同天地者人所法也天主動動則不息地主靜靜則有常一動一靜互爲其根此天地所以悠久也憶瑞年三十始出外遊而君知之最先與之共事七年最相得嗣後瑞供職川邊而嘉犍而邛雅成都雖所交不一而於君則始終不渝君亦久而心愈摯今相遇又蒙示以修煉之

方豈非天假之緣而使瑞得以藉攻錯於他山也乎君西安人少習武藝遍遊四方歷任武職厥後瑞遊川南而君亦旋家未幾復至自京隨謝運副來川曾任川北鹽務緝私隊隊長及運署分所衛隊隊長今十年矣前後執贄學體術者不下千餘人蓋君之術動靜交相養能法天地之行以爲行而與他人之專靜坐者不同也書成付剞劂行世矣奚待瑞之言爲重輕然君之不求他人而特求瑞序者益見交情之篤也

鳴岐李庶瑞

序

武技至清末季衰微極矣羣衆怵於庚子之禍見習武技者輒曰此拳教之遺也地方官吏從而禁之於是鄉黨自好者不敢一試此猶因噎而廢食防圮壓而露居豈通論乎然物極必反剝極必復自霍元甲先生創立精武體育會於上海東南英俊靡然從風一時文人俱有武夫氣概余夙愛武技習之垂四十年技雖未成而其中之祕奧運用略窺見之自來蜀中知交愛余者時以武技爲請而余不敢妄教一人非吝祕也誠以武技

之道不用則不見其功能用則不免於傷人甚或不堪設想吾友既愛余余何敢不愛吾友去年冬川北舊好及璧山胡性誠傳友仁江安李碧泉諸君又以是爲請余與諸君子習處既久知爲長者乃於退食餘閒共研究之欲以健身體防疾病而已拳術劍擊而外兼習內功內功以保守爲旨以寂靜爲歸此册所論列專主內功計分十三段寫爲廿二圖茍能循習不間則身體可增一重保障爲益豈不甚大抑余更有言者余受此學於同里韓振選馬大有兩先生愼起居節欲念恐以毫

蘁之差或貽後患此中消息語所難宣諸君子力行之後自知其蘊他日有從遊者當語以其難勿詔以其易懼以所苦勿驕以所成則是册所載庶不爲人所詬病矣

中華民國十一年八月長安寶　鼎顯廷氏序於三臺

行功要訣

一行功地點最宜清靜萬不可受驚受驚則氣必壅滯結成包塊遺患甚大若得二人同時練習最爲合宜既有彼此激勵互相校練又能鎮定心膽預防驚擾

一行功之時不可過飽亦不可過饑飽則氣咽不下饑則氣行無根總以饑飽適宜爲善酒後不可行功恐血氣沸熱致有他虞

一氣功通達全身如能信之堅行之久可卻一切疾病如患週身麻木半身不遂及一切風症雖沉痾亦能

立起不僅實中已也

一練氣以積精爲本設色慾未除徒勞無益習此功者當強遏慾念絕除房事但夢遺之事在所不免余得屢試屢驗一法睡時勿令脚心受寒夏時御襪謹護脚心身體側卧兩腿彎曲外陽睾丸置在小衣之外以不附着物件爲是

一各圖用快鏡攝影無毫釐之差學者按圖行功實力作去自有效驗幸勿等閒視之

一信行此功之同志如於圖中有不明瞭或疑惑之處

務向先進者詢問倘妄行揣測以意爲之必受大害愼之愼之

行功總則

行功一月氣已凝聚胃量見强飲食增加腹之兩旁筋皆騰起各寬寸餘用力觸之硬如木石是其驗也兩肋之間自心至臍軟而陷者此是膜較深於筋掌揉不及所致此時應於軟陷之處徐徐揉之其軟處或用散竹棒輕輕打之久則膜皆騰起浮至於皮與筋齊堅全無軟陷始爲全功

功逾百日氣已充塞周遍若水奔堤凡有罅隙卽溢而注之當此之時可作第二段胃口功兼作第三段兩肋功切勿用木棒砂袋棒亂打只用散竹棒由心窩至兩肋梢骨肉之間密密輕打兼用揉法如是久之則其所積充滿之氣引之入胃口兩肋矣

功逾二百日再練第四段心窩功第五段腔子功只用揉法心下兩旁自肋至梢用砂袋棒打之且用揉法氣由打處而行日久再由心窩輕打至頸自肋梢打至肩周而復始不可倒行且勿間斷如是百日則氣滿前胸

任脉充盈功將半矣
功逾三百日前懷氣滿任脉充盈宜練第六段脊背功
以充督脉從前之氣已上肩頭令則自肩頭上循玉枕
至泥丸中至夾脊下至尾閭練畢打揉之法如前周而
復始不可倒行脊旁軟處以掌揉之或用散竹棒打之
如此百日督脉充滿凡打之處用手揉遍令其均匀積
氣一年任督二脉皆充滿乃行下部功如第九段令氣
可以貫通行至百日則其氣充滿任督二脉相通矣
任督二脉氣既充滿尚未見力何以言勇蓋以氣未到

手也法照第十段練畢用散竹棒砂袋棒打之從右肩背打至手背指梢又從肩內打至手掌心指梢打畢用手處處揉之時用藥水湯洗藥方見後以疏氣血再以五花石用手握之不計其數左肩及手仍准前法功至百日則從骨中生出力量練至數年其臂腕指掌以意努之硬如鐵石其特徵也

行功禁忌

自初功起至完功止凡三百餘日勿多進內蓋此功以積氣爲主而精神隨之精不足則神不聚神不聚則氣

不充倘交合無度大損腎元不惟氣無由積功無由成且將支離其體夭折其壽不可不愼至見色心動任情妄思外雖未泄精已離宮定有眞精數點隨陽痿而溢出如火之有煙燄豈能復返於薪哉初功百日內事全宜禁忌百日功畢方可進內一二次以疏其留滯二次以上則斷乎不可嗣後皆同此意至行下部功時更要謹愼或過百日疏放一次俾去舊生新以後愼加保守此精乃作壯之本萬勿浪用

揉法

用手掌着肚皮自右至左揉之均勻勿輕而離皮勿重而着骨亦勿亂推移當揉之時冥心內觀勿忘勿助意不外馳心不兩用則精神氣息皆注於一掌是爲如法

揉打各法程序說

初功揉法以輕爲主一月後漸可加力切勿太重亦勿推移或致傷皮初功用揉取其淺也漸久加力兼用散竹棒輕打之是因氣堅而增重重仍是淺也次功用木棒打之取其深也再次用散鐵絲棒打之打外雖屬淺而震入於內則屬深俟內外皆堅方爲全功

散竹棒

用小竹二十五根圓經約三分一端用麻繩捆緊一端散開手握有繩之處依法打之

散鐵絲棒

用粗豆條鐵絲或電線鐵絲二十五根長一尺五寸一端用火燒鎔團結爲一一端散開手握燒煉之處如法打之

砂袋棒

用細布縫就圓筒如木棒形長約一尺河砂裝滿用線

縫好依法打之

木棒

用柏木爲佳長一尺圓圍三寸把細頭粗其粗處之中間略高少許用時高處着肉棒之兩頭不着肉

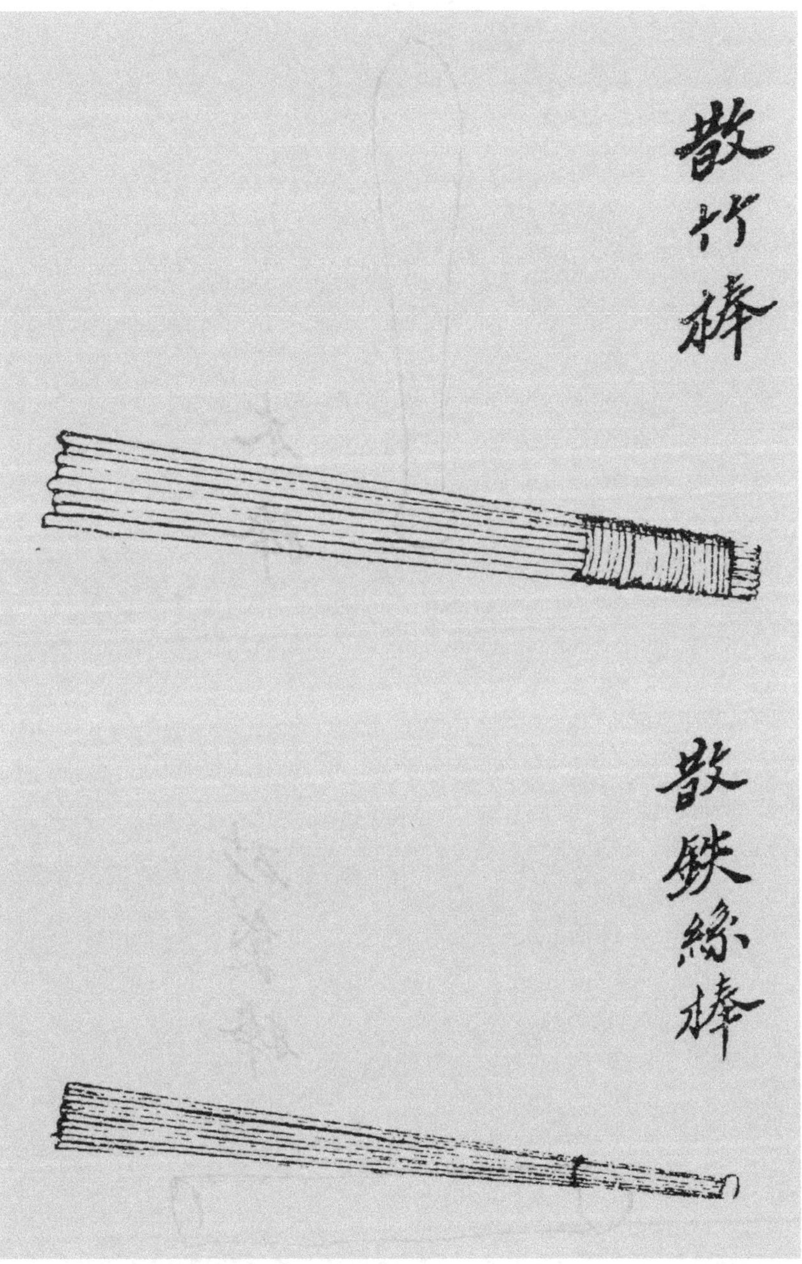
散竹棒
散鐵絲棒

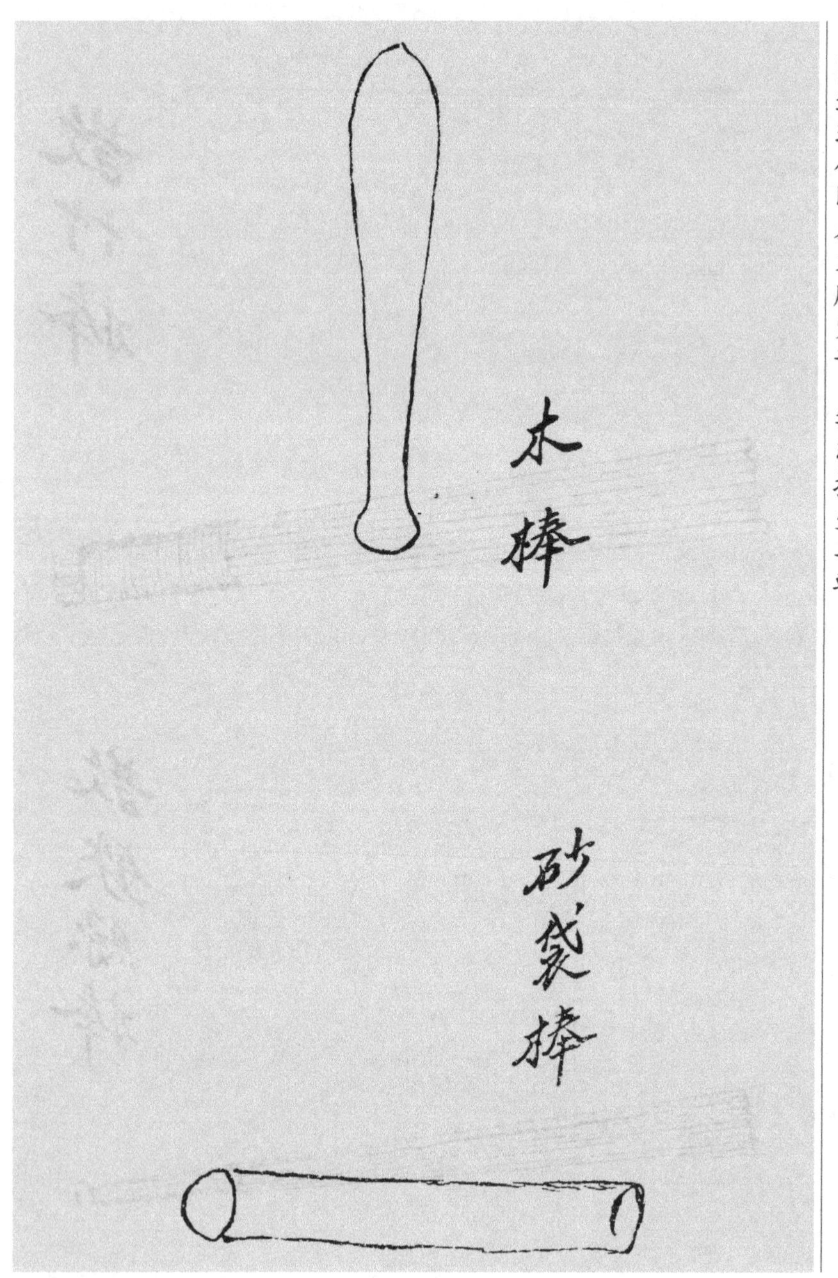
木棒
砂袋棒

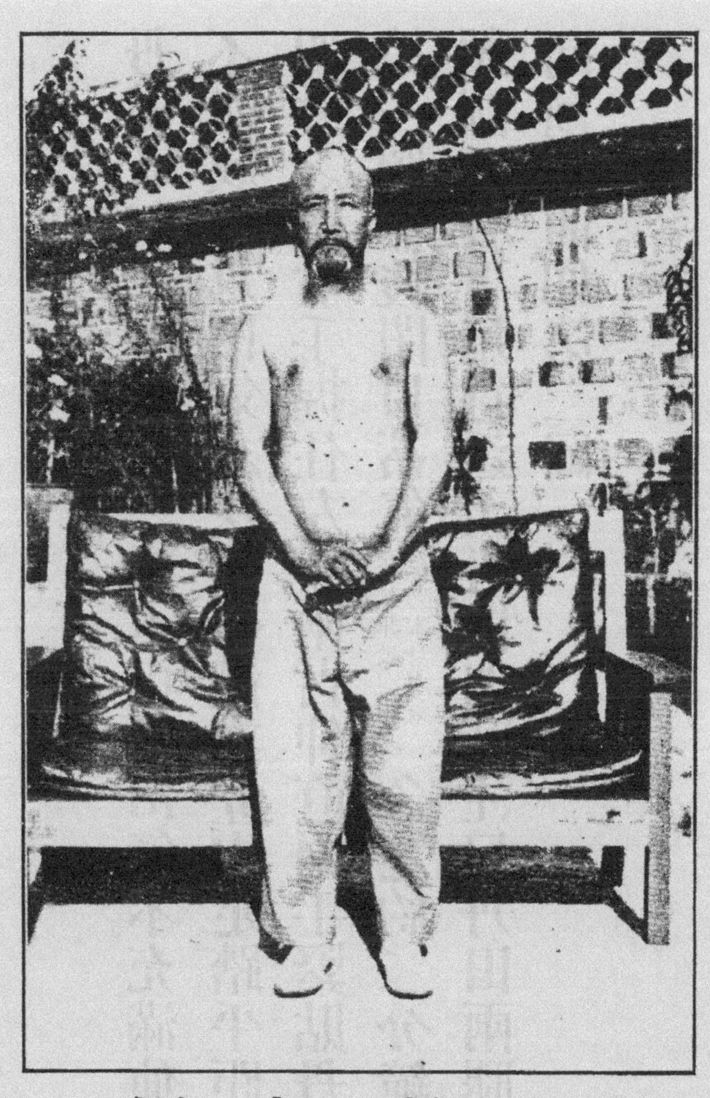

一段

丹田根本固焉

丹田者氣之海練氣之根本也丹田氣不充滿他處俱不能成練丹田氣之法須身體端立兩足踏平距離約四寸之譜右手握住左手兩臂伸直兩手緊貼丹田如第一圖然後閉口蓄氣（此氣非吸空間之氣乃本身之氣）含之約一二分鐘始抬頭囫圇吞下用意送至丹田即時注目丹田兩腿同時向前稍曲如第二圖

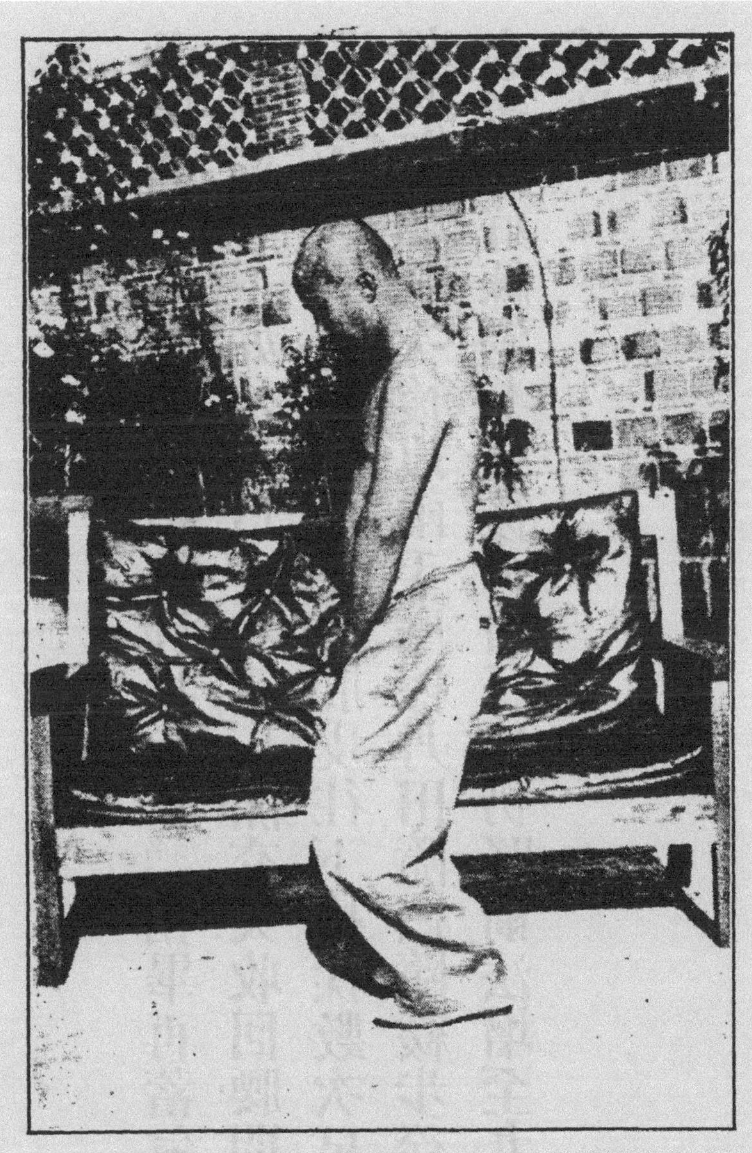

丹田第二圖

片時氣下有聲以五指輕輕拍腹臍（名曰喚氣）拍畢再蓄氣一口照前吞下如是三口左右手鬆開交叉收回腰間仍還端立之式雙手握住靠着肚皮往下推揉數次足跟提起微顛數次後以兩手摩擦丹田隨擦隨緩步徐行愈多愈好練過七日後再增三口仍照前法增至九口爲度

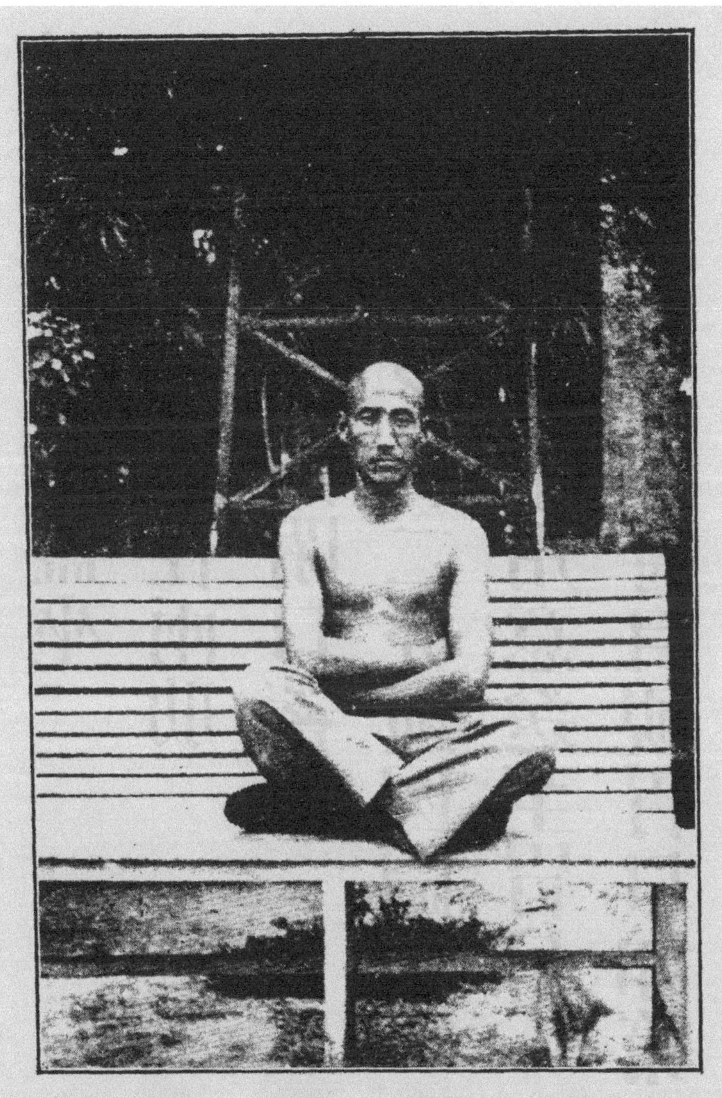

二段　胃口　雙手　抱摟

胃口練法雙足盤坐
兩手交加抱住兩肋
如第一圖閉口蓄氣
含之約二分鐘囫圇
吞下用意送至胃口
卽時目視胃口如第二圖

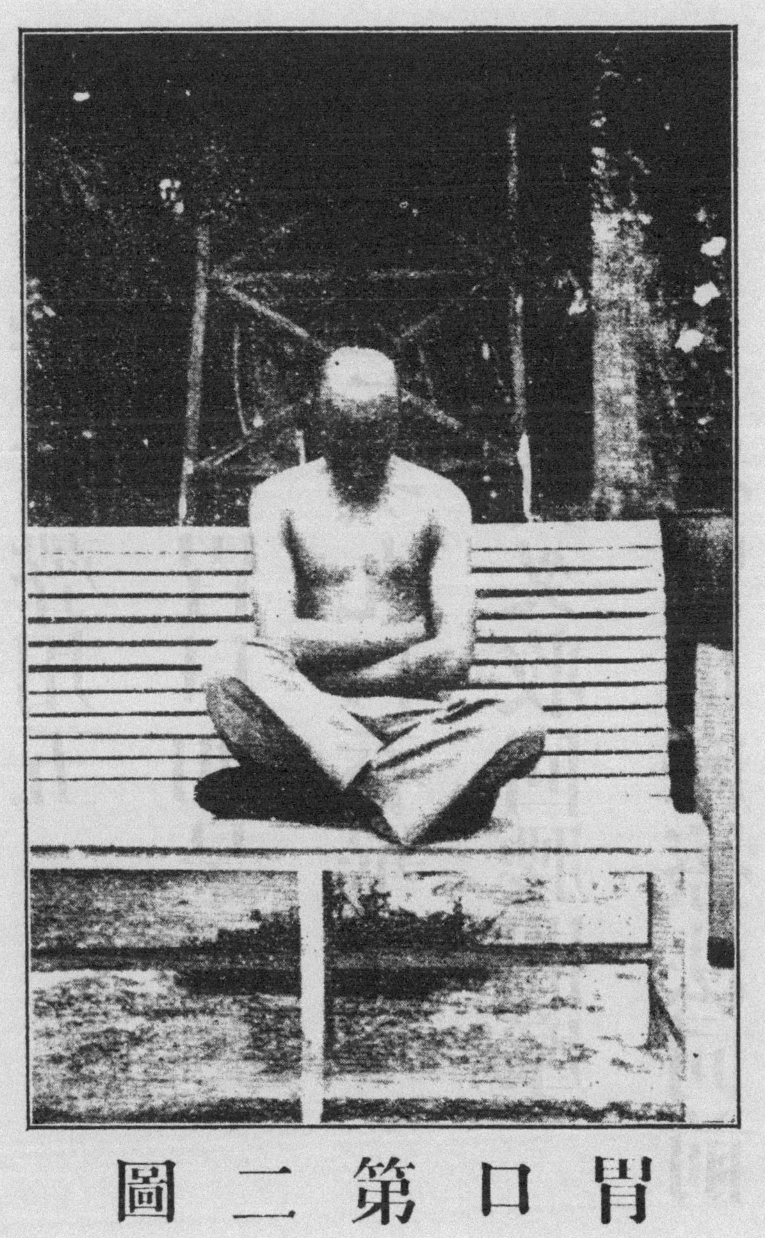

胃口第二圖

片時氣下有聲用五
指輕輕拍胃口如是
者三次九口呑畢雙
手交义收回腰間摩
擦胃口摩擦法同前

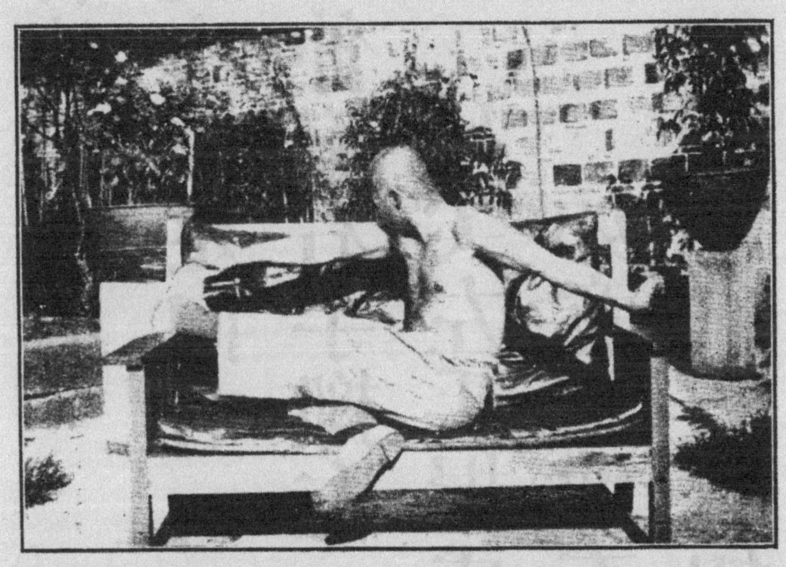

三段
左肋
右行
左接

兩肋練法右足
盤坐左足向右
伸直右手搬左
足尖左手握成
如意式伸直口
向右肩如第一圖

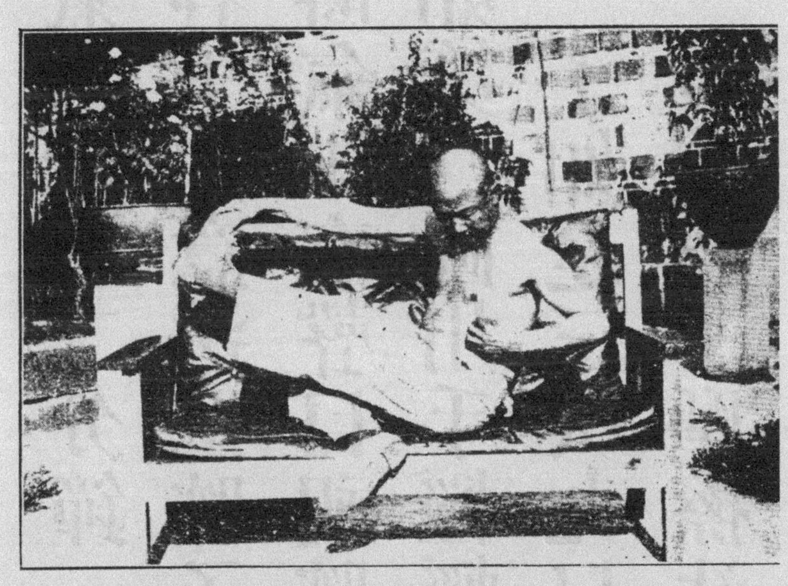

左肋第二圖

閉口蓄氣含之約一二分鐘

㘞圖吞下用意送至腔子

片時氣下有聲目視腔子

如第二圖用手輕輕拍腔

子如是三次九口吞畢摩

擦腔子摩擦法同前

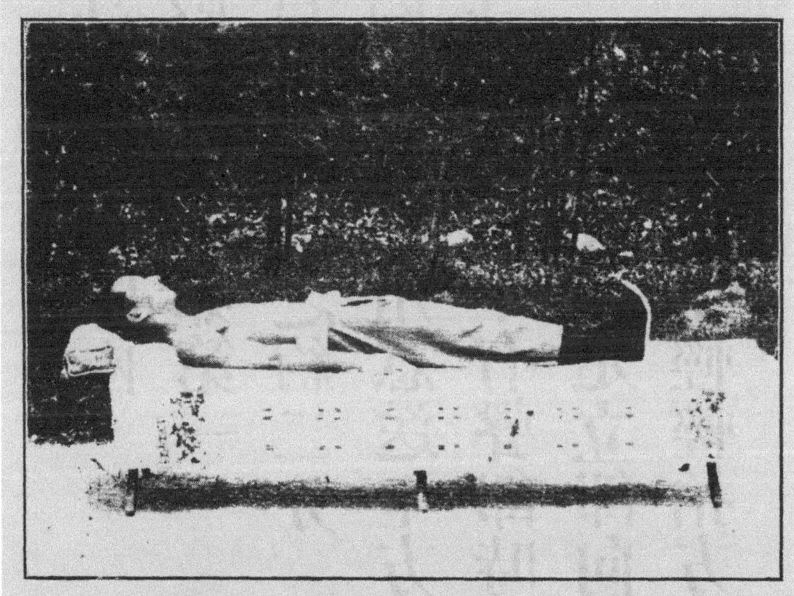

四段
方寸
週身
提勁

方寸（即心窩）練法身體仰臥兩
手伸直緊貼腹旁如第一
圖閉口蓄氣含之約一二分
鐘囫圇吞下用意送至方
寸片時氣下有聲即時目
視方寸手足立即向上豎
起用手輕輕拍方寸如第二圖

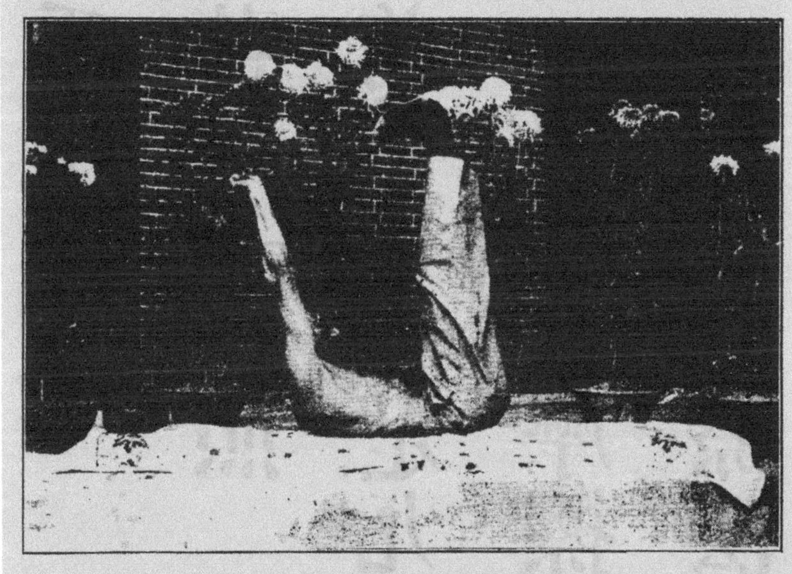

方寸第二圖

良久手足即下

再蓄氣一口照

前吞下如是九

口吞畢摩擦方

寸摩擦法同前

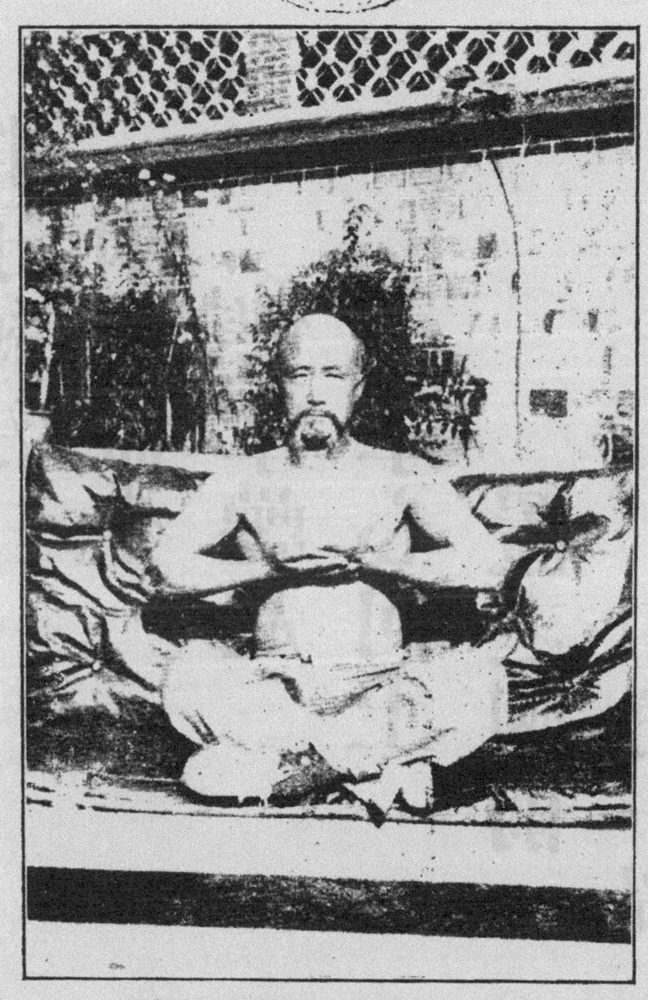

五段

腔子雙手疊起

腔子練法

兩足盤坐

雙掌疊起

掌心向上

置之胸前

如第一圖

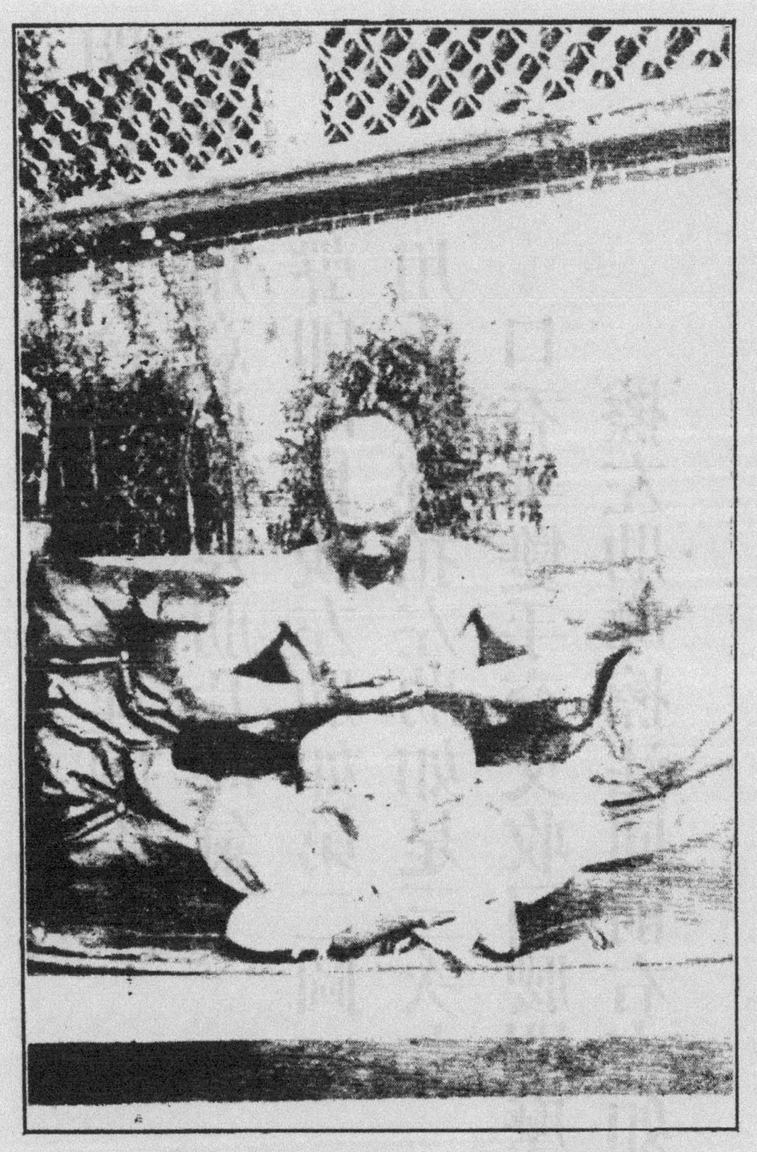

腔子第二圖

閉口蓄氣含之約二分鐘圖

吞下用意送至左肋片時氣下

有聲卽時目視左肋如第二圖

用手輕輕拍左肋如是三次九

口吞畢雙手交叉收回腰間摩

擦左肋摩擦法同前右亦如是

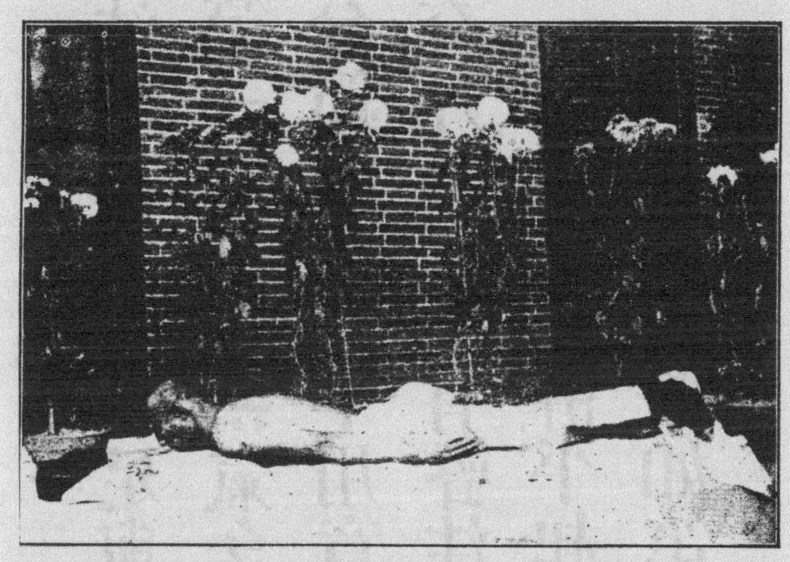

六段
背脊
全身
用力

背脊練法平身俯臥頭足與席平如第一圖閉口蓄氣含之約二分鐘囫圇吞下用意送至背脊片時氣下有聲注意背脊即時手足一併平起懸於空間惟腹部着席如第二圖

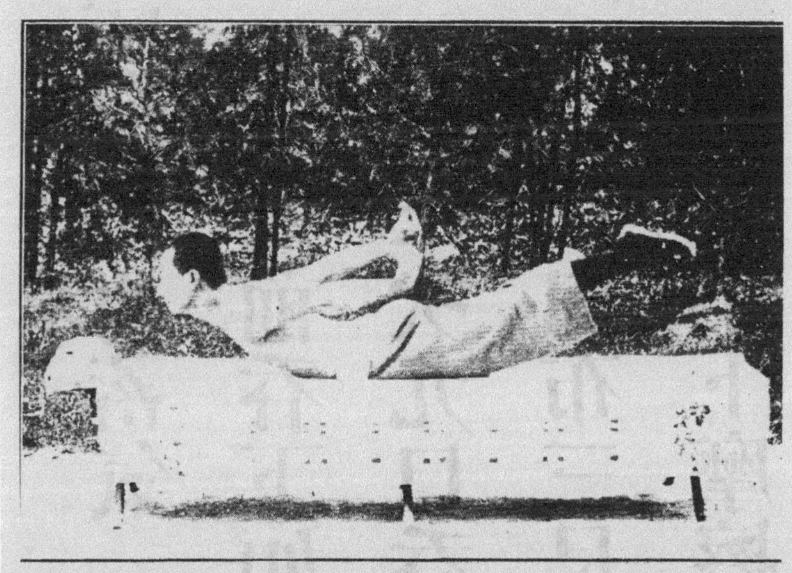

背脊第二圖

稍頭放下再蓄氣

一口照前吞下如

是三次九口吞畢

用白布三尺使手

上下摩擦脊背

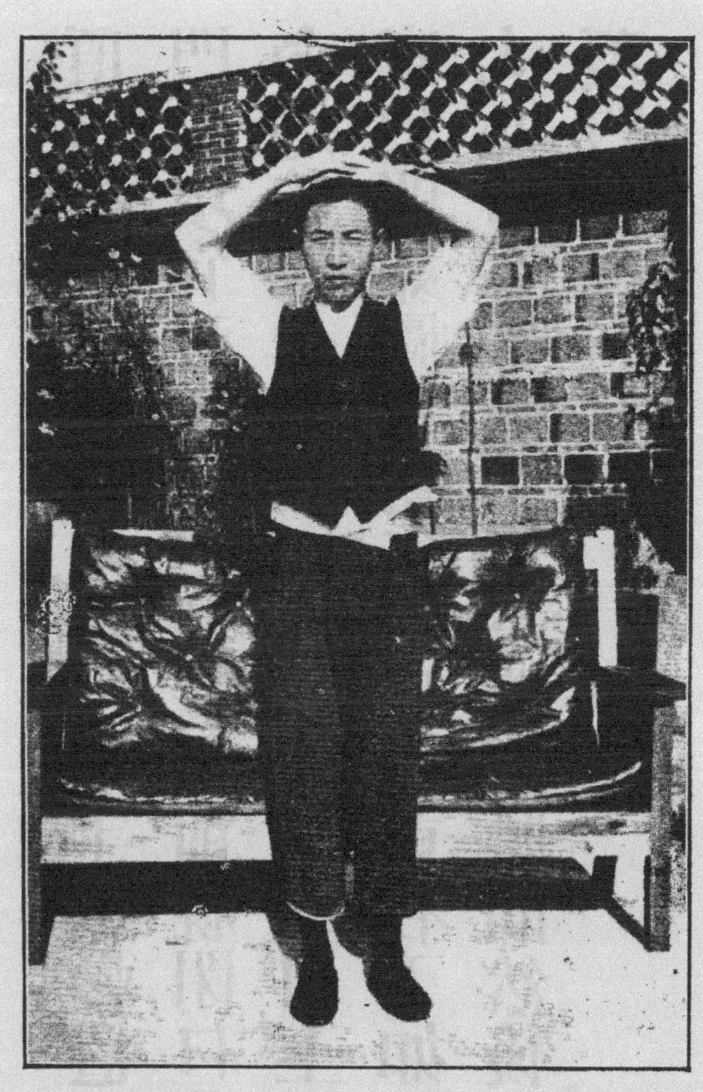

七段
頂門身直項伸

頂門練法站立盤坐均可雙手重疊置之頂門頭項宜直不可抬頭雙目前視閉口蓄氣含之約二分鐘囫圇吞下即時雙目上視注意頂門如圖再蓄氣一口照前吞下如是三次九口吞畢雙手放下置之腰間然後摩擦頂門多擦爲妙

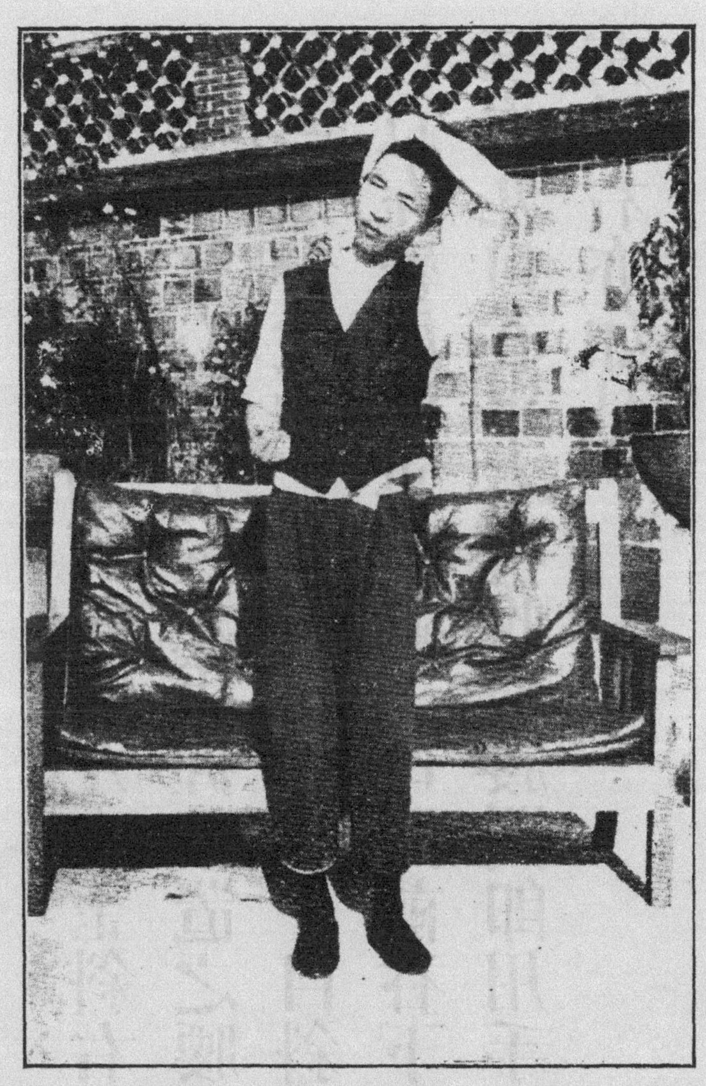

八段 兩鬢 歪頭 斜瞬

兩鬢練法立坐均可頭向左方歪斜右臂向上微屈掌心置左鬢左手握拳置之腰間閉口蓄氣含之約二分鐘㑹圖吞下目斜上視注意左鬢如圖再蓄氣一口照前吞下如是三次九口吞畢右臂收回腰間卽用手摩擦左鬢右亦如是

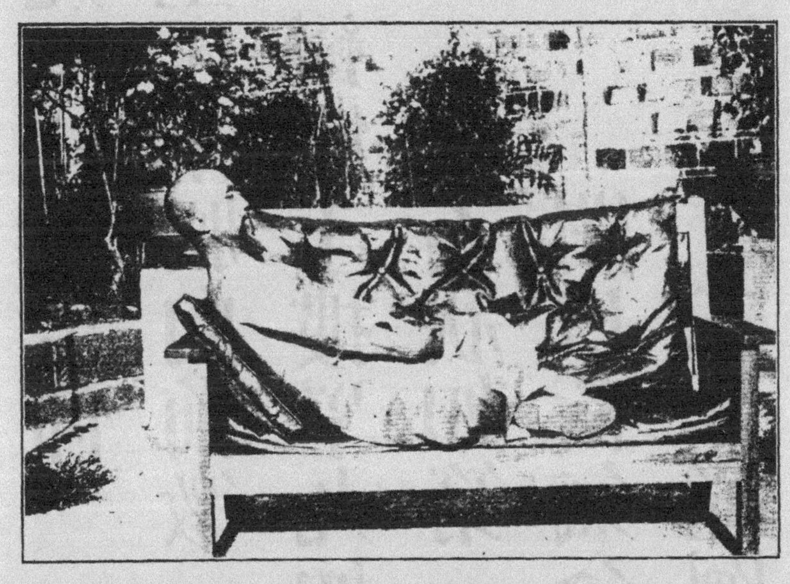

九段 睾丸 體仰 腰彎

睾丸練法盤足仰
坐床上腰向前微
彎雙手摟睾丸如
抱石狀如第一圖
閉口蓄氣含之約
二分鐘囫圇吞下

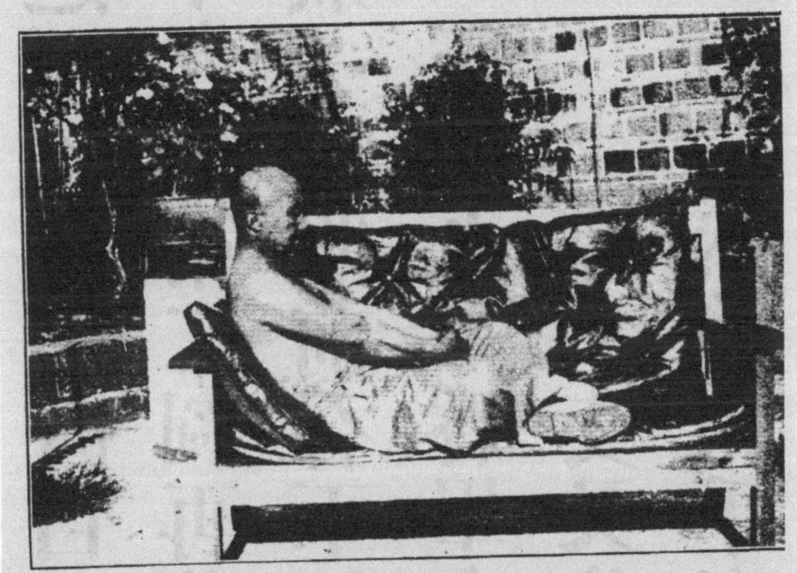

睾丸第二圖

用意送至睪丸卽時目
視睪丸如第二圖再蓄
氣一口照前呑下如是
三次九口呑畢身體端
坐雙手交叉收回腰間
然後用手摩擦睪丸

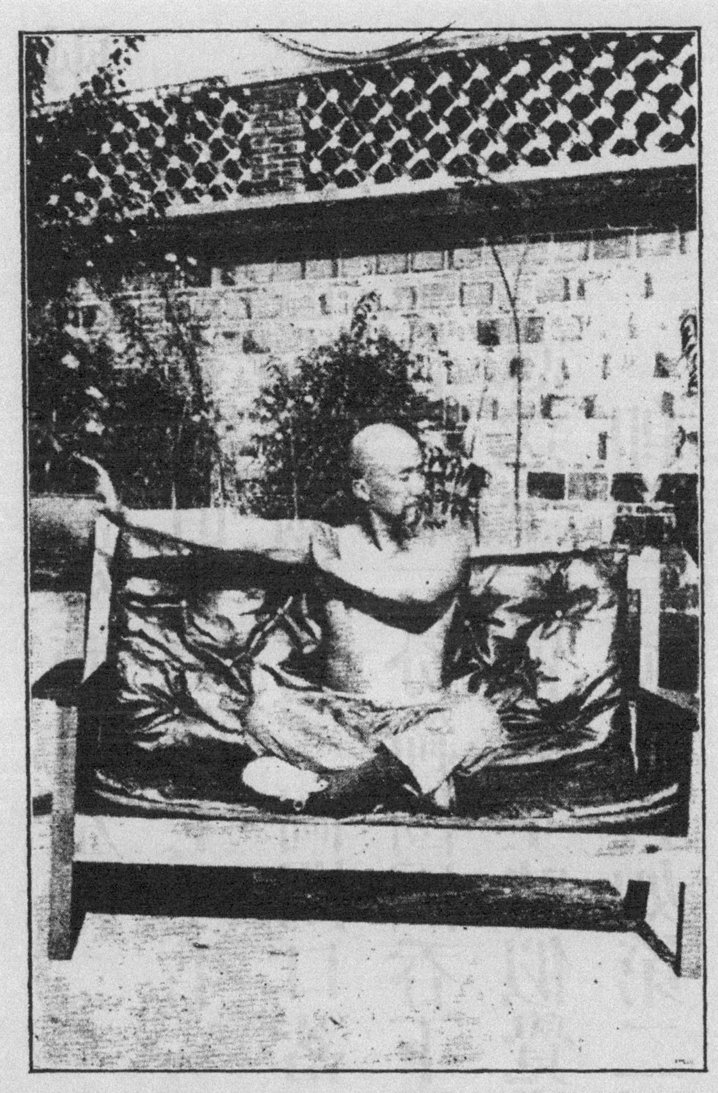

十段
右臂
左降
右行

兩臂練法雙足盤坐頭向左方
膀臂向右伸直手尖向上左手
掌置右臂側如第一圖閉口蓄
氣含之約二分鐘囫圇吞下用
意送至右臂氣至時似覺蟻行
即時目視右臂如第二圖

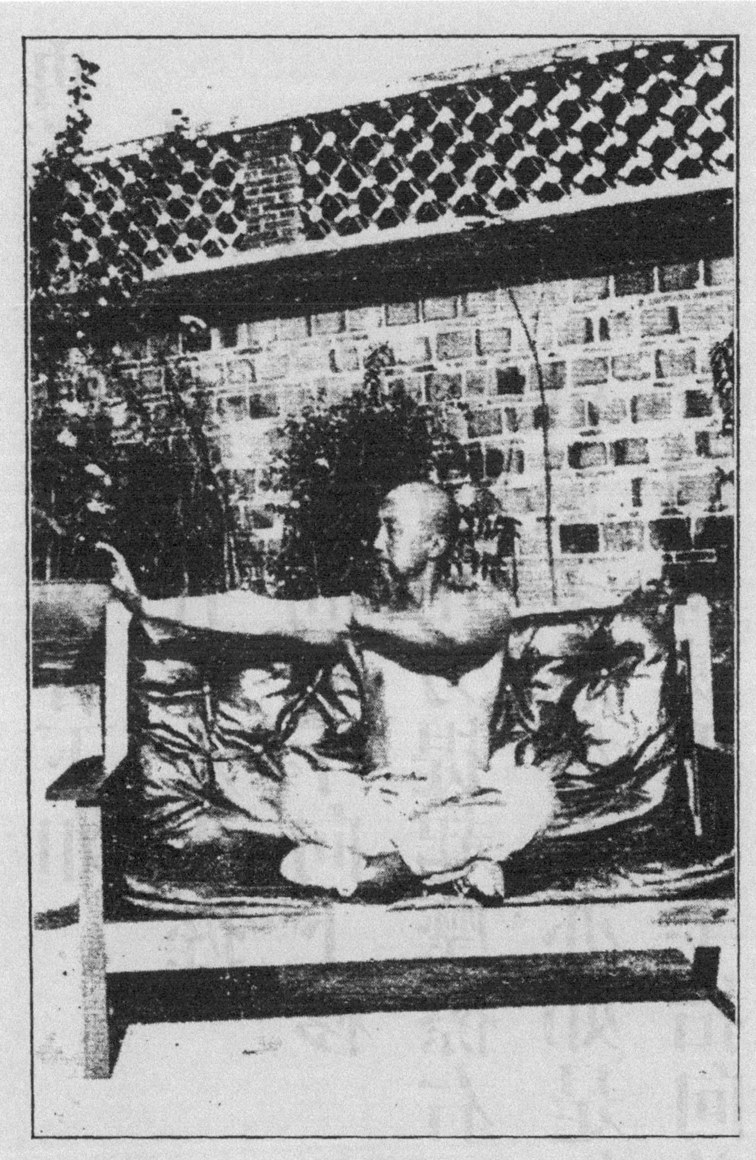

右臂第二圖

再蓄氣一口照前吞下如
是三次九口吞畢左手握
拳置左腰間右手向下移
至前方用力提起摩擦右
臂愈多愈好左亦如是如
同時練手功手指向前

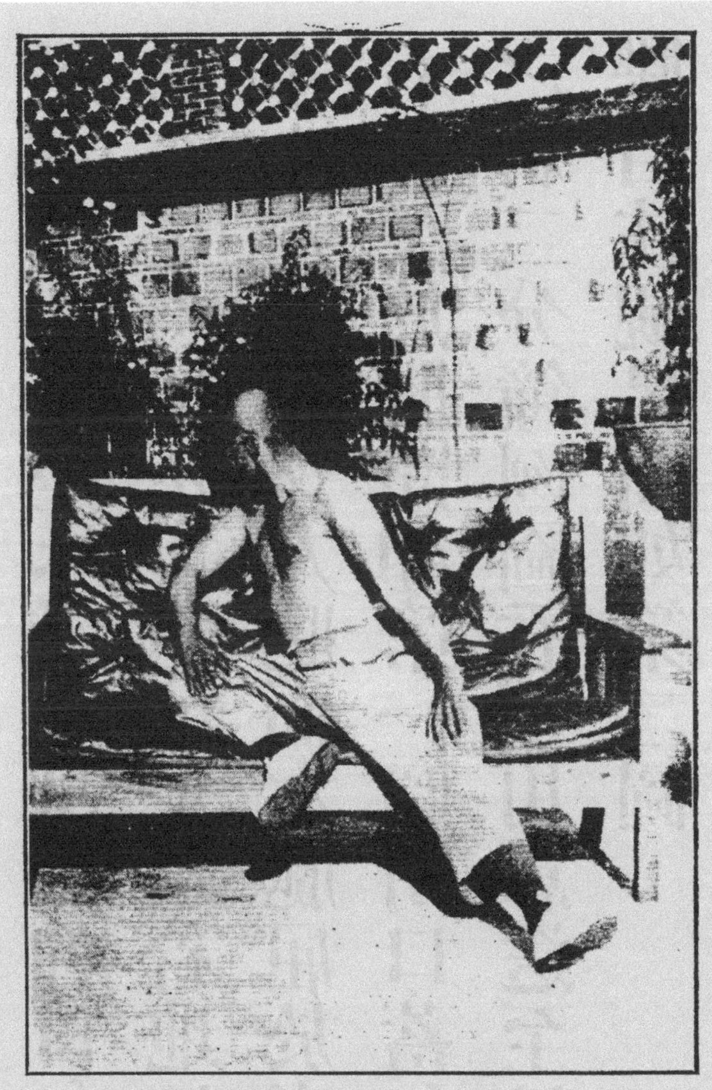

十一段足部直伸如幹

足部練法平坐床沿上身微仰口向右肩左足斜伸足尖向前足跟着地足面水平左手反叉左腿面右腿屈於床沿右手叉於股間如第一圖閉口蓄氣含之約二分鐘囫圇吞下用意送至足面雙目注視足面如第二圖

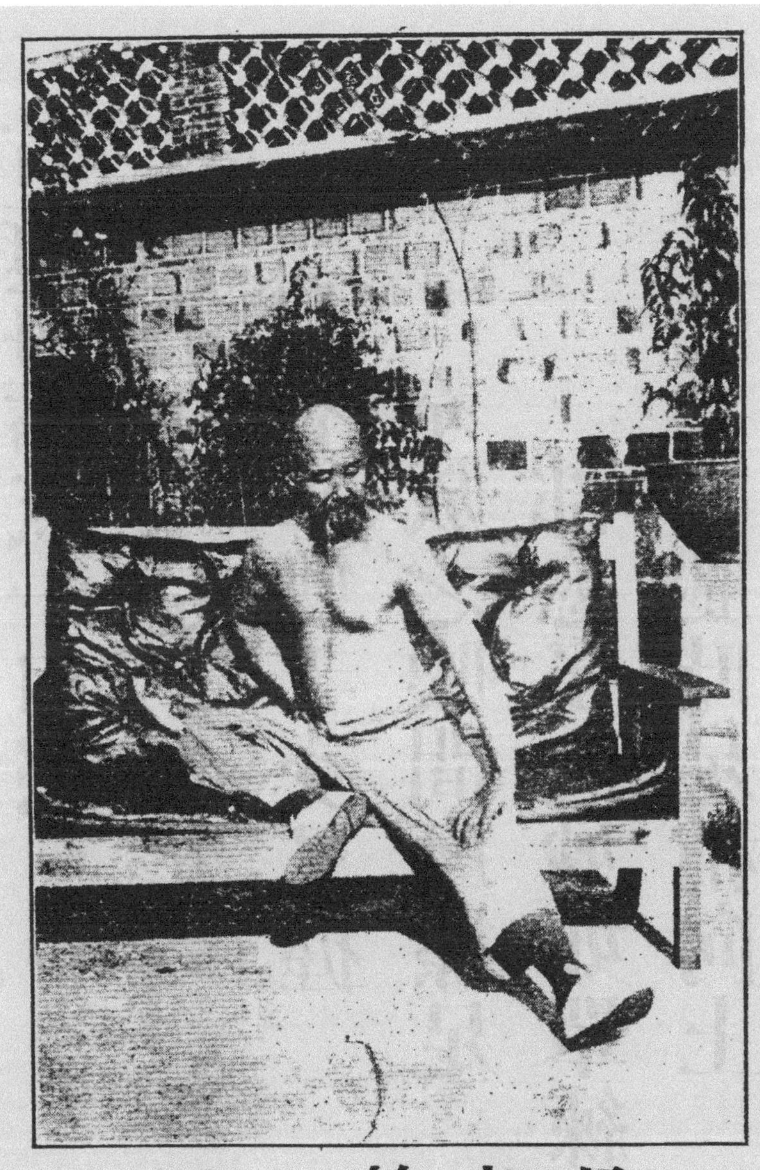

足部第二圖

片時再蓄氣一口照
前吞下如是三次九
口吞畢雙手交叉握
拳放之腰間摩擦足
部愈多愈妙如單練
腿時足稍向上

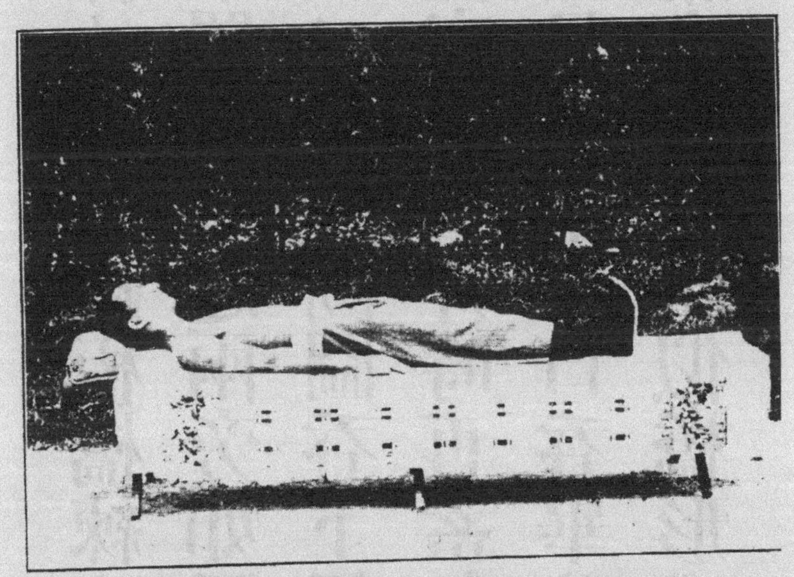

氣行全體四肢平起

全體練法亦名鐵板橋練法身體仰臥床上手置於身之兩旁如圖閉口蓄氣含之約二分鐘囫圇吞下用意送至周身卽注意周身片時再蓄氣一口照前吞下如是八十一口吞畢此時頭在枕足在牀身體懸空似橋形式如第二圖

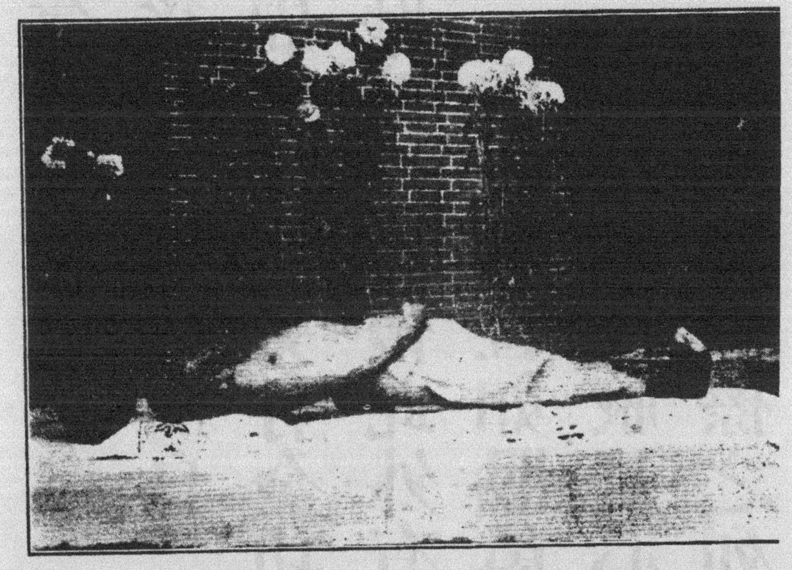

全體第二圖

周身之氣乃到約數分鐘然後起坐摩擦周身以周密爲佳另有全功摩擦法詳後此外有八處小部位如眼鼻耳腮咽喉兩腋足心手心均在摩擦之列未附圖式

全功摩擦法

靜坐用兩手左右摩擦丹田一百零八次又用中指揉腹臍二十七次再擦兩肋至胃口用魚際（大指食指之間有肉墳起處）揉心窩四十九次然後再至腔子直由頸項過玉枕至泥丸倒下鵲橋均要摩擦再將魚際擦熱拭目二十七次去目疾用手心揉鼻三十六次潤肺擦耳二十七次通腎擦面二十七次去皺斑悅顏色雙手掩耳用食指放在中指上彈枕骨凹處二十七次名曰鳴天鼓去頭火叩齒二十七次去牙風雙手抱

頸項向後面仰視手與項爭力十四次除肩疼摩擦兩
腮至咽喉捏氣管四十九次捏項筋一百零八次頭向
左右反視肩膊隨轉二十四次去脾胃積邪再至兩腋
捏腋筋一百零八次手背手心寸口均要摩擦背脊用
白布上下摩擦下至腰間兩手擦熱擦一百零八次除
腰痛去風邪至臀部均要擦遍至睾丸握一百零八次
外陽搓四十九次睾丸之筋捏一百零八次生精固陽
至腿彎筋膝蓋亦捏揉一百零八次再過膕腨至髁骨
陰蹻陽蹻均要注意多擦下至足部足心湧泉穴擦一

百零八次除濕健步功畢憩息片時起立再練握拳一百零八次又用掌前推五十次如此久久行之強健身體有奇效

朔望行採咽之法

天地一陰陽也陰陽相交而後萬物生人身一小陰陽也陰陽相交而後百病無陰陽互用氣血交融自然無病凡行內功者可兼行朔望採咽之法日取於朔謂與月初交其氣新也月取於望謂金水盈滿其氣旺也設朔望值陰雨或值不暇則取初二三十六七等日過此

六日虛而不可取也日取於朔宜在寅卯時靜對日光正坐調勻鼻息含氣一口閉息凝神細細咽下以意送至丹田是爲一咽如此九咽靜守片時然後照前法揉之月取於望亦准前法於戌亥時含氣九咽咽畢揉之此乃天地自然之利惟有恆心者乃能享用之亦惟有信心者乃能取用之此亦爲法中之一部大功不可輕視

湯洗藥方

川烏一兩草烏一兩南星一兩百部一兩蛇床一兩

半夏一兩　花椒一兩　地丁一兩　狼毒一兩　透骨草一兩
藜蘆一兩　鷹爪一付　皮硝一兩　山甲一兩　螃蟹五個
龍骨一兩　海牙一兩　地骨皮一兩　紫花一兩　青鹽四兩
硫黃二兩一塊

醋五碗水五碗熬至七碗時常湯洗

膜論錄易筋經

夫一人之身內而五臟六腑外而四肢百骸內而精氣與神外而筋骨與肉共成其一身也如臟腑之外筋骨主之筋骨之外肌肉主之肌肉之內血脉主之周身上下動搖活潑者此又主之於氣也是故修煉之功全在培養氣血者爲大要也卽如天之生物亦必隨陰陽之所至而百物生焉況於人生乎又況於修煉乎且夫精氣神雖無形之物也筋骨肉乃有形之身也此法必先煉有形者爲無形之佐培無形者爲有形之輔是一而

二三而一者也若專培無形而棄有形則不可專煉有形而棄無形則更不可所以有形之身必得無形之氣相倚而不相違乃成不壞之體設相違而不相倚則有形者亦化而無形矣是故煉筋必須煉膜煉膜必須煉氣然而煉筋易煉膜難煉膜難而煉氣更難也先從極難極亂處立定脚根後向不動不搖處認斯眞法培其元氣守其中氣保其正氣護其腎氣養其肝氣調其肺氣理其脾氣升其清氣降其濁氣閉其邪惡不正之氣勿傷於氣勿逆於氣勿憂思悲怒以損其氣使氣淸而

平平而和和而暢達能行於筋串於膜以至通身靈動無處不行無處不到氣至則膜起氣行則膜張能起能張則膜與筋齊堅齊固矣如煉筋不煉膜則膜無所主煉膜不煉筋則筋無所依煉筋煉膜而不煉氣則筋膜泥而不起煉氣而不煉筋膜則氣餒而不能宣達流串於經絡氣不能流串則筋不能堅固此所謂參互其用錯綜其道也俟煉至筋起之後必宜倍加功力務使周身之膜皆能騰起與筋齊堅始爲了當否則筋堅無助譬如植物無土培養豈曰全功也哉

般刺密諦曰此篇言煉筋以煉膜爲先煉膜以煉氣爲主然此膜人多不識不可認爲脂膜乃筋膜之膜也脂膜腔中物也筋膜骨外物也筋則聯絡肢骸膜則包貼骸骨筋與膜較膜軟於筋肉與膜較膜勁於肉膜居肉之內骨之外包骨襯肉之物也其狀若此行此功者必使氣串於膜間護其骨壯其筋合爲一體乃曰全功

筋論錄劍俠傳

人之一身內而五臟六腑外而五官四肢皆以筋爲脉

絡筋始於爪甲聚於肘膝裹結於頭面其動而活潑者全靠着氣所以練筋必須練氣氣行脉外血行脉中血猶之乎水百脉猶之乎百川血循氣行發源於心日夜十二時周流於十二經瞬息無間血液循環百脉震動肝主筋而藏血臟腑經絡之血或升或降皆肝主之所以血氣之性不可逞血氣之身尤當保

氣血說

休寧汪氏曰人身之所恃以生者此氣耳源出中焦總統於肺外護於表內行於裏周流一身頃刻無間出入

升降晝夜有常曷嘗病於人哉及至七情交攻五志妄發乖戾失常淸者化而爲濁行者阻而不通表失護衞而不和裏失營運而弗順氣本屬陽反勝則爲火矣人身之中氣爲衞血爲營經曰營者水穀之精也和五臟佈六腑乃能入於脉也生化於脾總統於心藏受於肝宣達於肺施泄於腎灌漑一身目得之而能視耳得之而能聽手得之而能攝掌得之而能握足得之而能步出入升降濡潤宣通靡不由此也飲食日滋故能陽升陰長注之於脉充則實少即濇生旺則六經恃此長養

衰竭則百脉由此空虛血盛則形盛血弱則形衰血者難成而易虧可不謹養乎

任督二脉說

任督二脉爲陰陽之海人之脉比於水故曰脉之海任者妊也凡人生育之本也脉起於中極之下上毛際循腹而上咽喉至承漿而止此陰脉之海督者猶言都也爲陽脉之督綱起於尾閭由夾脊上玉枕循頂額下鼻柱上齦而止此陽脉之海

金丹祕訣曰　一擦一兜左右換手九九之功眞陽不

走戌亥二時陰旺陽衰之候一手兜外陽一手擦臍下左右換手各八十一次半月精固

李東垣曰　夜半收心靜坐片時此生發週身元氣之大要也

序

國民之體力一國之強弱繫焉居今廿四紀之國非文弱柔脆之民所能撦拄可斷言也光復以來百度維新提倡體育不遺餘力於是各處設武術社競尙太極八卦形意拳吾師嘗云形意發明於明末清初時溯其始傳自山西蒲州姬隆豐先生先生精大槍術武藝超羣旋以大槍藉械傷人而徒手則不能奏效也乃往終南山訪友適遇異人授以岳武穆王拳譜始識形意以鷹熊二勢爲本守像熊攻像鷹又分上中下三節理甚微

妙乃悟昔之授人者悉屬枝節膚淺而中節之拳罔聞焉河南馬學禮深知此拳之奧而祕恐不能得其眞傳乃僞裝苦役投姬隆豐先生處傭工三年盡窺堂奧瀕行自陳來歷隆豐先生嘉其志盡以其所長授之馬學禮先生歸舉其所知者以誨來學一時執贄者盈門而升堂入室止馬三元河南府人張志誠南陽府人二人而已自後張志誠先生傳李政魯山縣人李政傳張聚魯山縣人張聚傳買壯圖魯山縣人買壯圖傳安大慶陝西長安人大慶卽吾師也步趨二一載屬庚子之變地方官恐禍生不測

嚴禁講武余之所習亦中道廢然其中義理則竊喜與聞焉今老矣辦公有暇爰將吾師所口授者彙次成篇附入氣功譜内仍歸内家門徑以公同好閱此者循行而弗怠必能韌筋礪骨強毅有爲以樹奇功於當世寧獨余之慶亦民國之慶已海内賢豪如能匡所不逮則幸甚

丙寅春三月長安顯廷氏識於三臺艖署

形意拳寓意揭示

無極

人生太空無爭無競意境渾然不着蹤影

太極

心猿已動拳勢斯作動靜虛實剛柔起落

兩儀

鷹熊競志取法為拳陰陽暗合形意之源

兩儀者拳中鷹熊之勢防守進取往來之理也吾人俱有四體百骸伸之而為陽（鷹勢）縮之而

爲陰（熊勢）故曰陰陽暗合也先哲在深山窮谷之中見有鷹熊競志因取法爲拳防守像熊進取像鷹越此二勢其拳失眞名爲形意者象其形而思其意也

四象

已成四拳隨機應變靜如山嶽動則崩翻

四拳者　頭拳　挑領　鷹捉　沾手

四梢勁

四梢者　舌牙甲髮是也　舌爲肉梢　牙爲骨梢

甲爲筋梢　髮爲血梢　四梢要齊　至於齊之之法　舌若摧齒　牙若斷筋　甲若透骨　髮若冲冠　心一戰而內舉動　氣自丹田而生如虎之恨　如龍之驚　氣發隨聲　聲隨手發手隨聲落　一枝動　百枝搖　四梢無不齊內勁無不出也

八卦

演成八勢處處留意夾剪之勁𤕤柱之式

八勢者四拳之鷹熊勢也夾剪之勁熊勢兩股夾

緊㲉道上提兩肩要扣項縮頭仰目要直視𥎦柱之式鷹勢弓箭步也自頭至足如一直桿故曰𥎦桿之𥎦也

三才

八勢之中三節宜明手身及足分梢中根

三節即三體也手爲梢節身爲中節足爲根節梢節不明反變七十二把神拿根節不明反變七十

二盤腿中節不明週身是空

三尖要照足尖手尖鼻尖三尖不照身法不正

三彎要彎手彎腰彎腿彎三彎不彎不能成體
三心要實眉心手心足心三心不實發力不足
三意要聯拳意動意心意三意不聯出手不中
九數

三體之中各分三節理合九數形意總機
一體之中又分三節肩爲根節肘爲中節手爲梢節丹田爲根節心爲中節頭爲梢節胯爲根節膝爲中節足爲梢節三三爲九節與洛書九數相合也

五行

三節明後五勁相佐踩撲裹束惟決勿錯

五勁者踩撲裹束決踩勁如踩毒物也撲勁如兎虎之撲也裹勁如裹物而不露也束勁如上下束而爲一也決勁如水決也踩要決撲要決裹要決束要決決要決一決無不決非決而不靈也

內五行者心肝脾肺腎也心動如火起肝動如箭飛脾動氣團凝肺動吼雷聲腎動如電閃順氣卽成功

六合

身成六式雞腿龍身熊膀鷹爪虎抱頭雷聲

六合者雞龍熊鷹虎雷心意拳之身法六形合爲一體也又有内外三合心與意合意與氣合氣與力合是爲内三合肩與胯合肘與膝合脚與手合是爲外三合

七曜

用必七體頭肩肘手胯膝合脚相助爲友

七曜者頭肩肘手胯膝脚七體也二七一十四個

用法（頭是雙數）拳中之要領

歌訣曰

打法定要先上身　足手齊到纔爲眞　拳如炮龍折身　遇敵好似火燒身

頭打起意站中央　渾身齊到人難當　脚踩中門奪地位　就是神仙也難防

肩打以陰返以陽　兩手只在暗處藏　左右全憑蓋勢取　縮長二字一命亡

手打起意在胸膛　其勢好似虎撲羊　沾實用力須

展放　兩手只在脇下藏　左右進取宜
胯打陰陽左右便　兩足交互須自然　劍勁得心應手敵自翻
膝打下陰能致命　兩手空恍繞上中　妙訣勸君勤練習強身勝敵樂無窮
脚踩正意勿落空　消息全在後腿登　蓄意須防被敵覺　起勢好似捲地風

雙推把訣歌

氣自丹田生全力注掌心沾實始用勁展放須發聲推

宜向上起緊逼似熊形三節合一體進取即成功

十形要精

十形者龍馬虎猴燕雞貓鷹鷂蛇是也諸物秉天地之靈氣而生均有巧妙之身形以禦敵而攫食古人因取以爲法此形意拳之所由昉也

龍有搜骨之法　虎有備戰之勇　貓有捕鼠之妙　猴有縱身之靈　鷂有側身之力　鷹有捉拿之精　蛇有分草之巧　燕有取水之能　雞有爭鬥之勢　馬有疾蹄之功

此拳內是精神外是安逸見之如婦奪之似虎其中變幻難測如蒼穹之縹緲如江海之波濤如風雲之聲色如陰陽之奧妙令人不可思議此拳中之性理防身之妙術故學者當深研究之

跋

此內功十三段圖說暨形意拳寓意揭示爲書僅數十頁而造意於辛酉經始於壬戌脫稿於丙寅成書於丁卯前後凡曆七年始得與海內外讀者相見固以川鄂交通阻塞郵商往返需時而是書之作言昔人之所未言一字之爭一語之誤參考研究動須經月此其遲遲之大原因也不佞自始卽參預編輯之事往往吾師口授不佞筆述遇不解處吾師則口講手演以示其狀每記一段畢吾師必詳讀再四又遍召同門之習此者參

酌諮詢然後始爲定稿其形意拳歌訣及解說間有脫字及語不雅馴處悉存其眞不敢以意爲改竄填補蓋懼其有毫釐之差致成千里之誤又如此也如此安得不遲且久耶不佞以乙丑冬去川中間北走魯南走粵今年夏羈遲海上適是書初稿印成又得躬與校正之役抑亦奇矣惜不佞習內功僅兩段而罷不能暢所欲言爲吾師申其未盡之旨然即此有可以告世人者曰吾之不能成功以吾不能絕慾也吾之不能絕慾以吾年事已長而無毅力也於此有一望焉最上者青年學

子幼而習之及其既成雖欲無害次焉者成人而後能知縱慾之害乘機習此以謀強制苟能持以堅忍不拔之心必不難收水到渠成之效若不佞則散嬾之習已入膏肓空遇良師毫無成就既用自媿敢以勵人世之謀健身強種者當留意於此幸勿以是書篇幅之少而忽之也時在

中華民國十六年丁卯八月江都于鼎基去疾跋於上海

民國十六年春印

（定價每册銀元六角）

編纂者　長安　寶鼎

助纂　京兆　李　爲　定遠　黎咸章

校正　江都　于鼎基　津門　王　襄

上海商務印書館承印

夷門廣牘之赤鳳髓

〔明〕周履靖 編著 〔明〕吴惟貞 續增 上海商務印書館

民國二十九年影印萬曆七年刻本

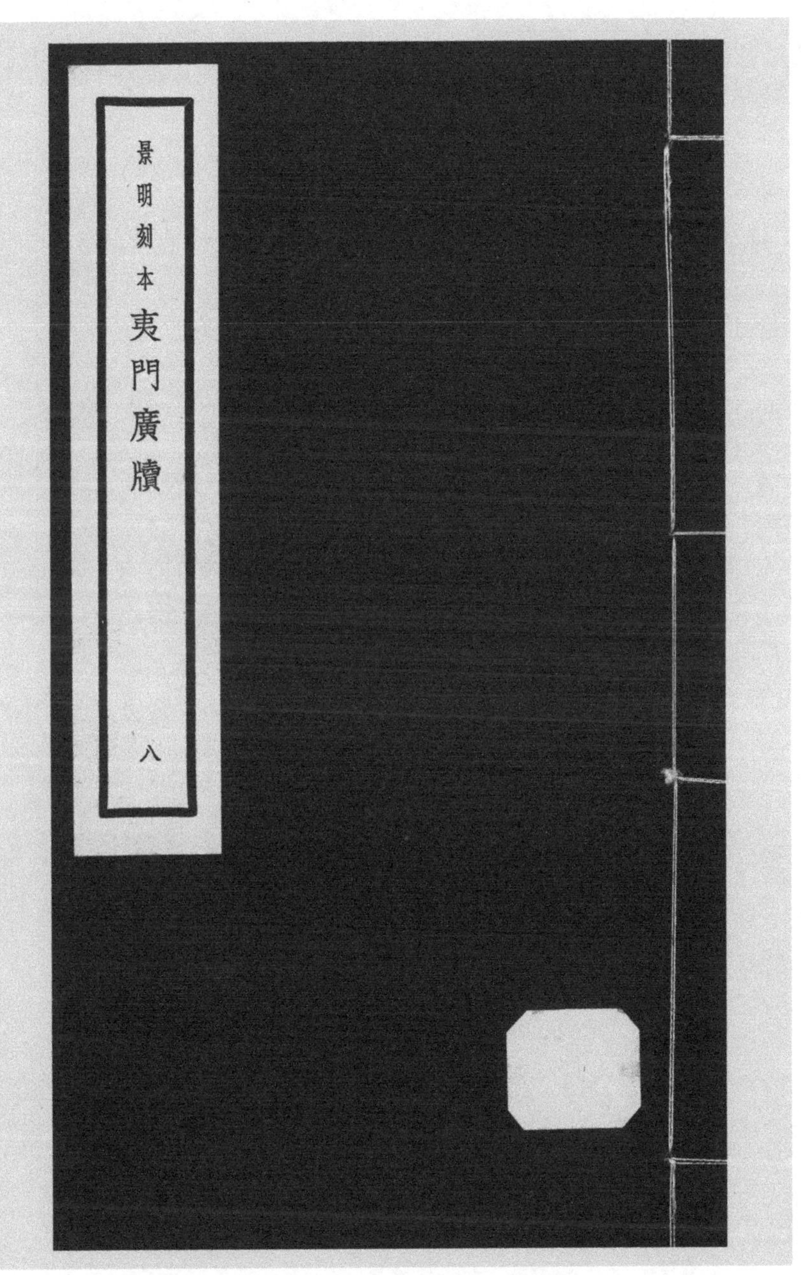
景明刻本
夷門廣牘
八

赤鳳髓序

養生之學昉於上古之廣成子屛居崆峒之上而軒轅以萬乘師之其言止曰無視無聽抱神以靜形將自正無汨汝精無撓汝形乃可以長生若是而已蓋

虛無恬惔清静寂寞無為之道也至導引抑末耳然於三千八百傍門之中與爲抉玄而挈要志葆攝者悪得而廢之何以明其然也昊穹之宰元化蟠斡轇轕乎陰陽陶育萬彙人之參天

而冣靈總之皆氣也天氣節而成四時稍拂其序為淒風苦雨霜雹氷稼扎厲之菑氣之在人也周行於五臟六腑百骸九竅之閒導而引之小可卻疾大可長年故吹嘘呼吸熊經鳥伸推

而衍之傚五禽之戲廓而散之
如戶樞運轉至不可勝窮其術
吾不知所自始要從上古即有
之其源遠矣異乎方士之服氣
餌食金石丹砂支離外求誕謾
不經者矣張子房受尚父兵法

於黄石公用之蹷秦隕項封萬戶侯延世賞晚學導引於赤松子閉戶却掃謝禁門朝籍弗與通凡辟穀者八年而解形以去此其驗也夫人一日不再食則飢七日不食則斃乎房非得真

訣胡以能八年不食乎周子逸之嗜古多聞人也繪導引七十七圖梓之有裨葆攝甚惠雅也而請言於余余聞之道家者曰形者天地之委順氣者天地之委形其鮮也天地之委蛻故導

而引之調劑節適若有度數靡底滯湫戾順之軌也房皇融液頂踵渾淪俾氣合於神神合於心和之浹也秉靜以制動恆動而不失靜之本螢暮營營而清靜寐寞在焉有為而歸之無為

也然必捐名爵棄貲賄息喜愠遺世氣始能專精殫力而攻之以會於有成蓋形軀未離凡心先蛻故曰聖人外其身而身存故殉生者不足以達生有其生弗克善吾生導引之術誠要且

玄匪待人冒行哉予今役役溷溷於寰中乃妄列厥指則固矇者之談黼黻青黃龍者之說咸池九奏竟亦何有焉

萬曆六年五月端陽日

前進士刑部尚書郎沖溪彭輅

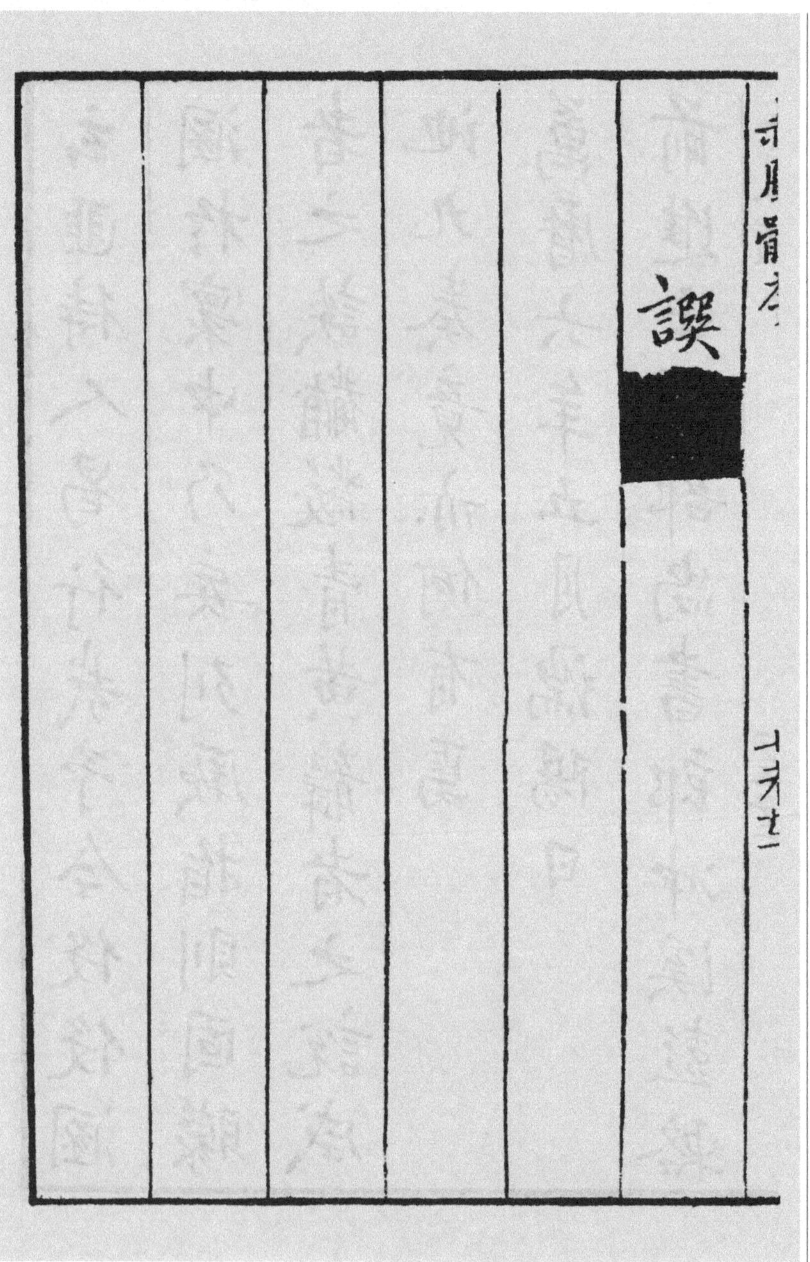

赤鳳髓卷

誤

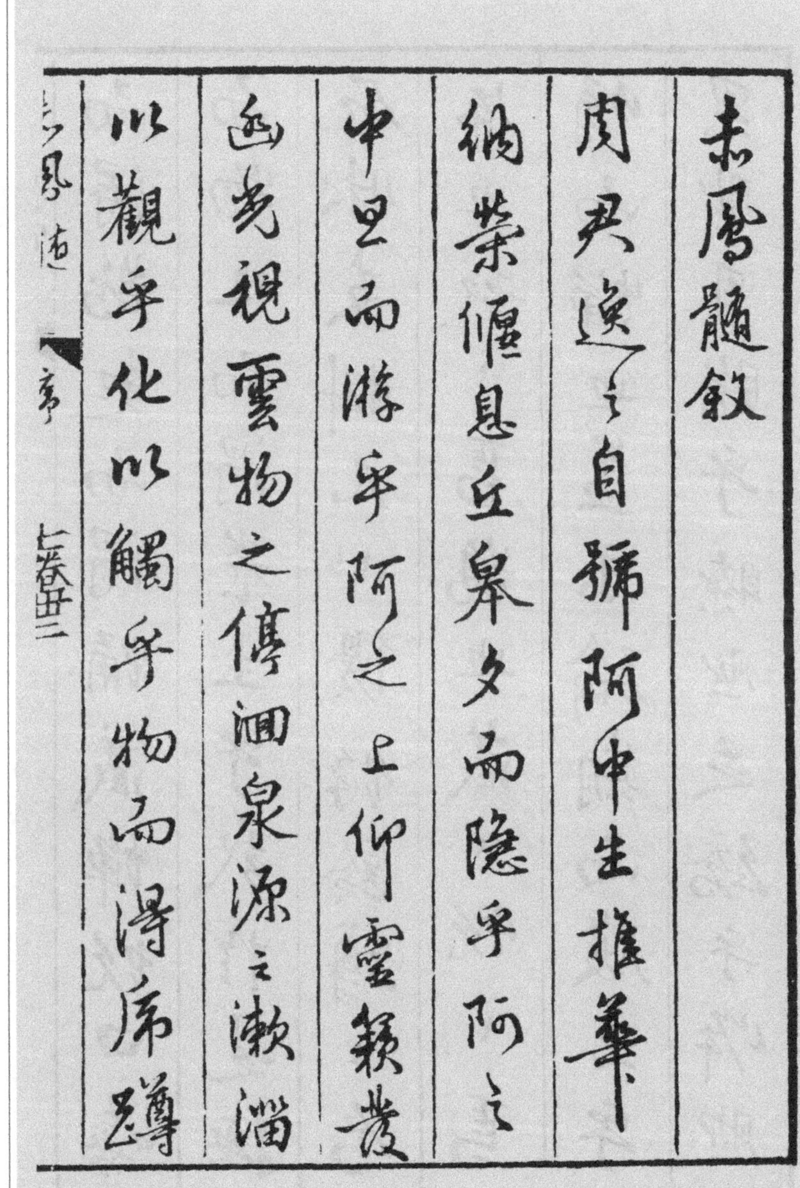

赤鳳髓敘

閎與遙之自稱阿中生推筆綯紫偃息丘皐夕而隱乎阿之中思而游乎阿之上仰靈竅發函光視雲物之僊泂泉源之澈淄以觀乎化以觸乎物而得扃蹲

而得鸛起而得蛹藏蟬蛻曰嘻
而物也而得養生乎哉於是撫
石怵支蚪几以優𢓜齡蹲々戽
帍也起々焉鸛也藏々蛻々焉
蛹而蟬也蓋未踰期而腹充乎
果歷目睄乎瞭歷是蹻乎峰歷

其友撚鬚先生聳乎道而詘之
曰夫而人也而物乎哉孰聞之
君子之於物也採乎精而惡溺
其倫乃獨之於百瓢道人道人
爲之推乎廣之雜而循之若擊
劍若斷杯若跨馬若挽弓攝戟

二事查 一三八十四

蓋聖賢人類也以為是足以盡
精而善名之矣迺又有笈之若
元霞子者曰夫而道也而凡乎
哉吾儕之君子之於人也習於
儔而惡非其名乃患援之於古
仙之術若弋若漁若瑟若琴為

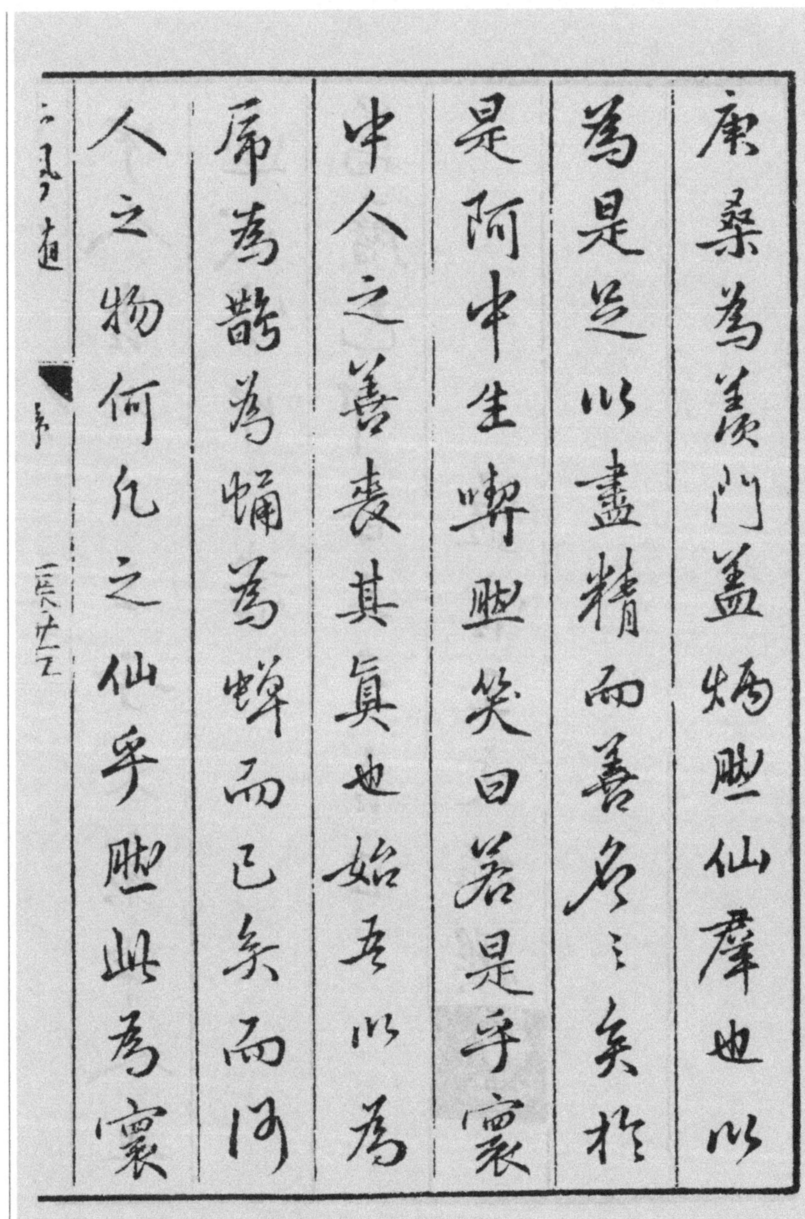

康桑為羨門盖嬌毗仙羣也以為是足以盡精而善名名矣於是阿中生嚀毗笑曰若是乎寰中人之善喪其真也始吾以為扁為蠶為蛹為蝶而已矣而河人之物何允之仙乎毗與為寰

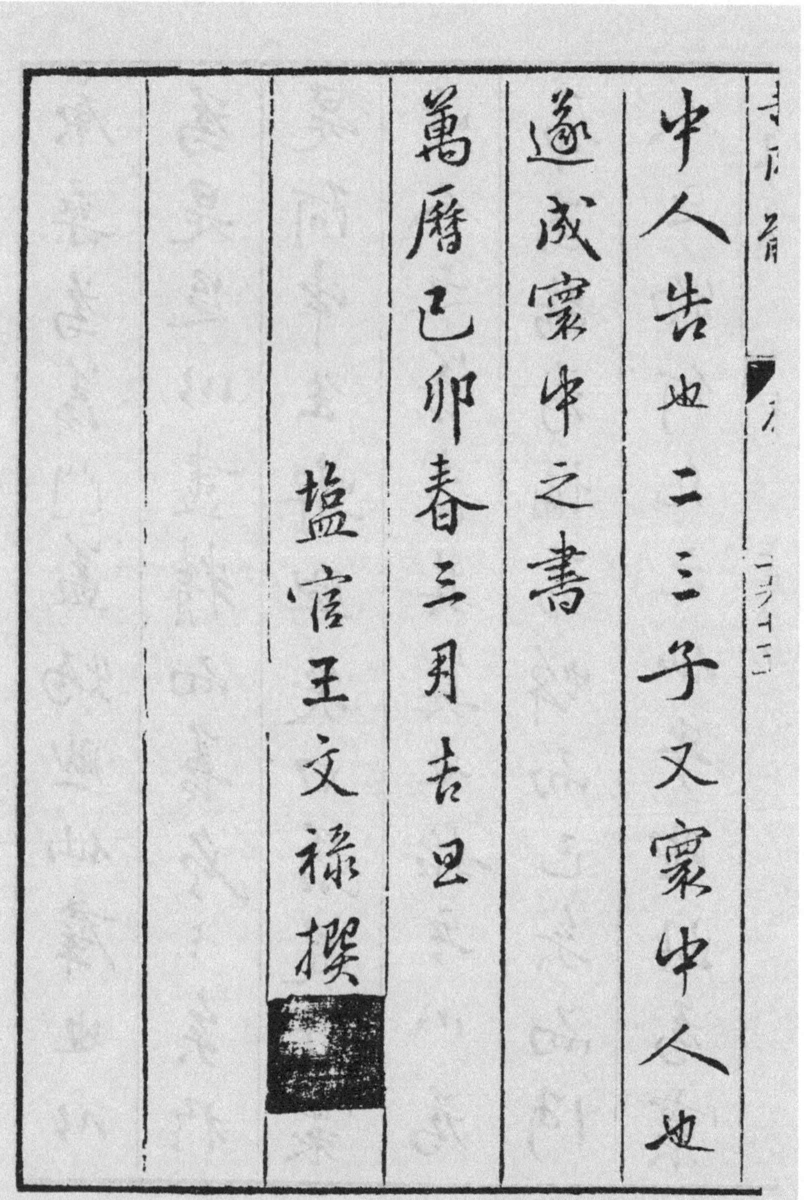
中人告也二三子又家中人也
遂成家中之書
萬曆己卯春三月吉旦
塩官王文祿撰

赤鳳髓一卷目録

太上玉軸六字氣訣

幻眞先生服内元氣訣

吹腎氣

呵肝氣

呬肺氣

呼脾氣

嘻三焦

五禽戲圖

羨門虎勢戲圖

庚桑熊勢戲圖

士成綺鹿勢戲圖

赤鳳髓一卷目錄終

赤鳳髓卷之一

嘉禾梅顛道人周履靖編輯
同郡棘隱居士吴惟貞續增
金陵荆山書林梓行

太上玉軸六字氣訣

道藏有玉軸經言五臟六腑之氣因五味薰灼不和又六欲七情積久生疾内傷臟腑外攻九竅以至百骸受病輕則痼癖甚則盲廢又重則丧亾故太上憫之以六字氣訣治五臟六腑之

病其法以呼而自瀉出臟腑之毒氣以吸而自採天地之清氣以補之當日小驗旬日大驗年後萬病不生延年益算衛生之寶非人勿傳呼有六曰呵呼呬嘘嘻吹也吸則一而已呼有六者以呵字治心氣以呼字治脾氣以呬字治肺氣以嘘字治肝氣以嘻字治膽氣以吹字治腎氣此六氣訣分主五臟六腑也凡天地之氣自子至巳爲六陽時自午至亥爲六陰時如陽時則對東方勿盡閉窗戶然忌風入乃解帶正坐

叩齒三十六以定神先攪口中濁津漱鍊二三百下候口中成清水即低頭向左而嚥之以意送下候汩汩至腹間即低頭開口先念呵字以吐心中毒氣念時耳不得聞呵字聲聞即氣麄及損心氣也念畢仰頭閉口以鼻徐徐吸天地之清氣以補心氣吸時耳亦不得聞吸聲聞即氣麄亦損心氣也但呵時令短吸時令長即吐少納多也吸訖即又低頭念呵字耳復不得聞呵字聲呵訖又仰頭以鼻徐徐吸清氣以補心

亦不可聞吸聲如此吸者六次即心之毒氣漸散又以天地之清氣補之心之元氣亦漸復矣再又依此式念呼字耳亦不可聞呼聲又吸以補脾耳亦不可聞吸聲如此者六所以散脾毒而補脾元也次又念呬字以瀉肺毒以吸而補肺元亦須六次次念噓字以瀉肝毒以吸而補肝元嘻以瀉膽毒吸以補膽元吹以瀉腎毒吸以補腎元如此者並各六次是謂小周小周者六六三十六也三十六而六氣徧臟腑之毒氣

漸消病根漸除麁氣漸完矣次看是何臟腑受病如眼病即又念嘘嘻二字各十八徧仍每次以吸補之總之爲三十六訖是爲中周中周者第二次三十六通爲七十二也次又再依前呵呼呬嘘嘻吹六字法各爲六次並須呼以瀉之吸以補之愈當精虔不可怠廢此第三次三十六也是爲大周即總之爲一百單八次是謂百八訣也午時屬陰時有病即對南方爲之南方屬火所以却陰毒也然又不若子後巳前面東

之爲陽時也如早起牀上面東將六字各爲六次是爲小周亦可治眼病也凡眼中諸證惟此訣能去之他病亦然神乎神乎此太上之慈旨也略見玉軸眞金而詳則得之師授也如病重者每字作五十次凡三百而六腑周矣乃漱鍊嚥液叩齒如復爲之又三百次訖復漱鍊嚥液叩齒如初如此者三即通爲九百次無病不愈秘之秘之非人勿示黄庭山人鄒應博識

幻眞先生服内元氣訣

進取訣第一

凡欲服氣先須高燥淨空之處室不在寬務在絶風隙常令左右燒香牀須厚軟脚令稍高衾被適寒温令冬稍煖尤佳枕高三寸餘令與背平每至半夜後生氣時或五更睡醒之初先吹出腹中濁惡之氣一九口上若要細而言之則亦不在五更但天氣調和腹中空則爲之先閉目叩齒三十六下以警身神畢以手指捏目大小眥兼按鼻左右旋耳及摩面目爲眞人起居

之法更隨時加之導引以宣暢關節乃以舌拄上腭撩口中内外津液候滿口則嚥之令下入胃存胃神承之如此三止是謂漱嚥靈液灌溉五藏面乃生光此後去就大體畧同便兀然放神使心如枯木空身若委衣内視反聽萬慮都遣然後淘之每事皆閉目握固唯臨散氣之時則展指也夫握固所以閉關防而却邪精凡初服氣之人炁道未通則不可握固待至百日或半年覺炁通暢掌中汗出則可握固黄庭經曰

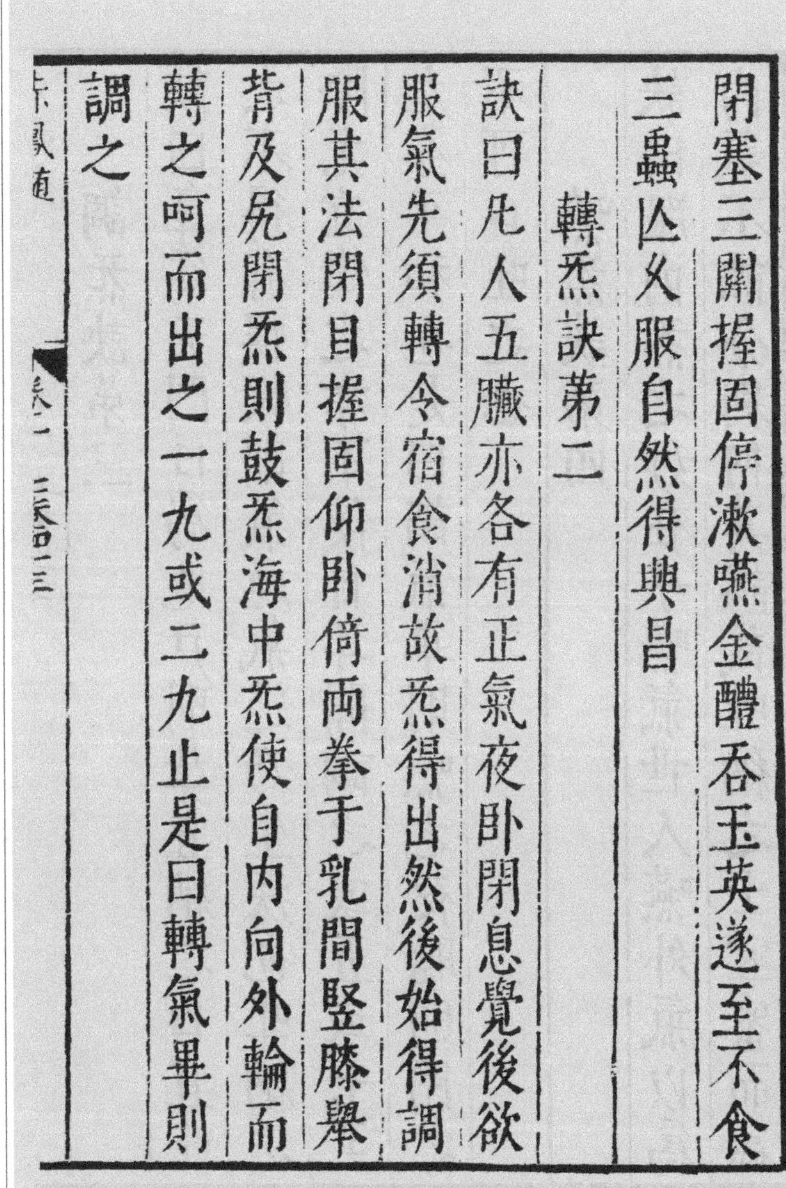

閉塞三關握固停漱嚥金醴呑玉英遂至不食三蟲亾久服自然得輿昌

轉炁訣第二

訣曰凡人五臟亦各有正氣夜卧閉息覺後欲服氣先須轉令宿食消故炁得出然後始得調服其法閉目握固仰卧倚兩拳于乳間竪膝舉背及尻閉炁則鼓炁海中炁使自内向外輪而轉之呵而出之一九或二九止是曰轉氣畢則調之

調炁訣第三

訣曰鼻爲天門口爲地戶則鼻宜納之口宜吐之不得有悞悞則氣逆氣逆乃生疾也吐納之際尤宜慎之亦不使自耳聞調之或五或七至九令平和也是曰調氣畢則嚥之夜睡則閉之不可口吐之也

嚥炁訣第四

訣曰服内炁之妙在乎嚥氣世人嚥外氣以爲内氣不能分別何其謬哉吐納之士宜審而爲

之無或錯誤耳夫人皆禀天地之元炁而生身
身中自分元氣而理每因嚥及吐納則内氣與
外炁相應自然炁海中炁隨吐而上直至喉中
但候吐極之際則輒閉口連鼓而嚥之令郁然
有聲汩汩然後男左女右而下納二十四節如
水瀝瀝分明聞之也如此則内炁與外氣相顧
皎然而別也以意送之以手摩之令速入炁海
氣海臍下三寸是也亦謂之下丹田初服炁人
上焦未通以手摩之則令速下若流通不摩亦

得一閉目三連嚥止乾嚥号曰雲行一漱口嚥取口中津嚥謂之雨施初服氣之人炁未流行每一嚥則旋行之不可遽至三連嚥也候氣通暢然後漸〻加之直至于小成也一年後始可流通三年功成乃可恣服新服氣之人既未通嚥或未下須一嚥以爲候但自郁然有聲汩汩而下直入氣海

行炁訣第五

訣曰下丹田近後二穴通脊脉上達泥丸泥丸

腦宮津名也每三連嚥則速存下丹田所得内元炁以意送之令入二穴因想見兩條白炁夾春雙引直入泥丸熏蒸諸宮森然遍下毛髮面部頭項兩臂及手指一時而下入胷至中丹田中丹田心宫神也灌五藏却歴入下丹田至三里遍經䏶膝脛膘下達湧泉湧泉足心是也所謂分一氣而理鼓之以雷霆潤之以風雨是也只如地有泉源非雷霆騰鼓無以潤萬物人若不廻蕩濁惡之氣則令人不安既有津液非堪

漱嚥雖堪漑灌五藏發于光彩終不能還精補腦非交合則不能泝而上之嚥服內氣非吐納則不能引而用之是知廻蕩之道運用之理所以法天則地想身中濁惡結滯邪炁瘀血被正炁蕩滌皆從手足指端出去謂之散炁則展手指不須握固如此一度則是一通通則無疾則復調之以如使手使手復難鼓嚥如前閉氣鼓嚥至三十六息爲之小成若未絶粒但至此常須少食務令腹中曠然虛靜無問坐卧但腹空

則嚥之一日通夕至十度自然三百六十嚥矣若久服炁息頓三百六十嚥亦謂之小成一千二百嚥謂之大成謂之大胎息但閉氣数至一千二百息亦是大成然本色無精光又有鍊氣閉氣委氣布炁并諸訣要具列于後同志詳焉

鍊炁訣第六

訣曰服炁鍊形稍暇入室脫衣散髮仰卧展手勿握固梳頭令通垂席上布之則調氣嚥之嚥訖便閉氣候極乃冥心絕想任炁所之通理悶

即吐之喘息即調之候氣平又鍊之如此十遍即止新服氣之人未通有暇漸加一至十候通漸加至二十至五十即令遍身汗出如有此狀是其効也安志和氣且卧勿起衝風乃却老延年之良術耳但要清爽時爲之悉惛亂欲睡慎勿爲也常能勤行四支煩悶不暢亦爲之不必每日但要清爽時爲也十日五日亦不拘也黃庭經曰千災已消百病痊不憚虎狼之兇殘亦以却老永延年也

委炁訣第七

訣曰夫委氣之法體氣和平身神調暢無間行住坐卧皆可爲之但依門户調炁或身卧于牀或兀然而坐無神無識寂々沉々使心同太空因而調閉或十炁二十炁皆通須任炁不得與意相爭良久炁當從百毛孔中出不復吐也從有十分無二也復調復爲能至數十息巳上弥佳行住坐卧皆可爲之如此勤行百関開通顔色光澤神爽氣清長如新沐浴之人但有不和

則爲之亦當清泰也黃庭經云高拱無爲魂魄安清淨神見與我言

閉炁訣第八

訣曰忽有修養乖宜偶生疾患宜速于密室依服炁法布手足訖則調炁嚥之念所苦之處閉炁想注以意攻之炁極則吐之訖復嚥相繼依前攻之炁急則止炁調復攻之或二十至五十攻覺所苦處汗出通潤即止如未損即每日夜半或五更晝日頻作以意攻及若病在頭面手

足但有疾之處則攻之無不愈者是知心之使炁甚於使手有如神助功力難知也

布炁訣第九

訣曰凡欲布炁與人療病先須依前人五藏所患之處取方面之炁布入前人身中令病者面其本方息心淨慮始與布炁布炁訖便令嚥炁鬼賊自逃邪炁永絕

六炁訣第十

訣曰六炁者噓呵呬吹呼嘻是也五炁各屬一

藏餘一炁屬三焦也呬屬肺肺主鼻鼻有寒熱不和及勞極依呬吐納兼理皮膚瘡疥有此疾則依狀理之立愈也呵屬心心主舌口乾舌澁氣不通及諸邪炁呵以去之大熱大開口呵小熱小開口呵仍須作意是宜理之呼屬脾脾主中宫如微熱不和腹胃脹滿炁悶不洩以呼炁理之吹屬腎腎主耳腰肚冷陽道衰以吹炁理之噓屬肝肝連目論云肝盛則目赤有疾作以噓炁理之嘻屬三焦三焦不和嘻以理之炁雖

各有所理但五藏三焦冷熱勞極風邪不調都屬於心心主呵呵所理諸疾皆愈不必六炁也

調炁液訣第十一

訣曰人食五味五味各歸一藏每藏各有濁炁同出於口又六炁三焦之氣皆湊此門衆穢併投合成濁炁每驪覺熏熏氣從口而出自不堪聞審而察之以知其候凡口中焦乾口苦舌澁嚥頻無津或嚥唾喉中痛不能食是熱極狀也即須大張口呵之每嚥必須閉户出之十呵二

十呵即鳴天鼓或七或九以舌攪華池而嚥津復呵復嚥令熱氣退止但候口中清水甘泉生即是熱退五藏涼也若口中津液冷淡無味或呵過多心頭汪汪然飲食無味不受水則是冷狀也即當吹以溫之如溫熱法伺候口美心調溫即止黃庭經云玉池清水灌靈根審能修之可長存又云漱嚥靈液災不干

食飲調護訣第十二

訣曰服氣之後所食須有次第可食之物有益

不可食之物必有損損宜永斷盖乃恒服每日
平旦食少許淡水粥或胡麻粥甚盖人理脾炁
令人足精液日中淡麪餺飥及餅並佳寧可餒
慎勿飽飽則傷心氣尤難行凡熱麪蘿蔔椒薑
羹切忌鹹酸辛物宜漸漸節之每食畢即須呵
出口中食毒濁氣永無患矣服氣之人腸胃虛
淨生冷酸滑黏臓陳硬腐敗難消之物不可食
若偶然食此等之物一口所在處必即微痛慎
之不可衝生産死亾并六畜一切穢惡不潔之

氣並不可及門況近之耶甚不宜正氣如不意卒逢以前諸穢惡速閉氣上風閉目速過便求一兩盃酒蕩滌之覺炁入腹不安即須調氣逼出濁氣即嚥納新氣以意送之當以手摩之則便吞椒及飲一兩盞酒令散矣服氣一年通氣二年通血實三年功成元氣凝實縱有觸犯無能爲患日服千嚥不足爲多返老還童漸從此矣氣化爲津々化爲血々化爲精々化爲髓々化爲筋一年易氣二年易血三年易脉四年易

內五年易髓六年易筋七年易骨八年易髮九年易形即三萬六千真神皆在身中化爲仙童号曰真人矣勤修不怠則關節相連五藏牢固黄庭經云千千百百自相連一一十十似重山是內氣不出外氣不入寒暑不侵刀兵不害昇騰變化壽同三光也

李真人長生一十六字妙訣

一吸便提氣氣歸臍　一提便咽水火相見

右十六字仙家名曰十六錠金乃至簡至易

之妙訣也無分于在官不妨政事在俗不妨家務在士商不妨本業只于二六時中畧得空閑及行住坐卧意一到處便可行之口中先須嗽及三五次舌攪上下腭仍以舌抵上腭滿口津生連津嚥下汩然有聲隨于鼻中吸清氣一口以意會及心目寂地直送至腹臍下一寸三分丹田元海之中畧存一存謂之一吸隨用下部輕輕如忍便狀以意力提起使歸臍連及夾脊雙關腎門一路提上直

至後頂玉枕關透入泥丸頂內其升而上之亦不覺氣之上出謂之一呼一呼一吸謂之一息炁既上升隨又似前汩然有聲咽下鼻吸清炁送至丹田稍存一存又自下部如前輕輕提上與臍相接而上所謂氣氣歸臍壽與天齊矣凡咽下口中有液愈妙無液亦要汩然有聲咽之如是一咽一提或三五口或七九或十二或二十四口要行即行要止即止只要不妄作爲正事不使間斷方爲精進

如有瘋疾見効尤速久久行之却病延年形體變百疾不作自然不飢不渴安健勝常行之一年永絶感冒痞積逆滯不和癰疽瘡毒等疾耳聰目明心力强記宿疾俱瘳長生可望如親房事欲泄未泄之時亦能以此提呼咽吸運而使之歸于元海把牢春汛不放龍飛甚有益處所謂造化吾手宇宙吾心妙莫能述

修真至要曰精根根而運轉氣默默而徘徊神

混混而徃來心澄澄而不動又曰身外有身未爲奇特虛空粉碎方是全真可爲至言

胎息秘要歌訣

閉氣歌訣

忽然身染疾非理有損傷斂意歸閑室脫身卧本床仰眠兼握固扣齒與焚香三十六咽足丹田氣越常隨心連引到損處最爲良汗出以爲度省求廣利方

布氣與他人攻疾歌訣

修道久專精身中胎息成他人凡有疾藏腑審知名患見向王氣澄心意勿輕傳真氣令咽使納数連并作念令其損頓能遣患情鬼神自逃遁病得解纏縈

六氣歌訣　病瘥即止不可過過即敗氣

一曰呬呬法最靈應須秘外屬鼻根内關肺寒熱勞悶及膚瘡以斯吐納無不濟

二曰呵呵屬心王主其舌口中乾澁身煩熱量疾深淺以呵之焦腑疾病自消滅

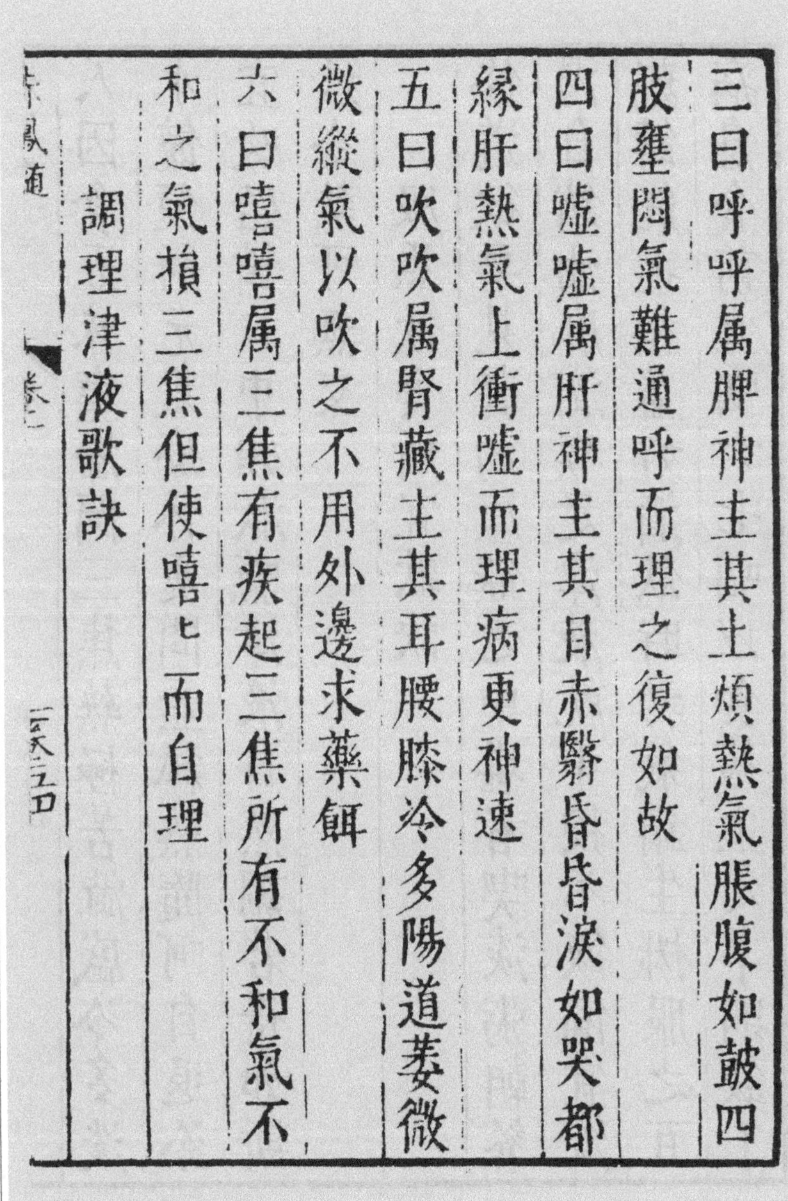
三曰呼呼屬脾神主其土煩熱氣脹腹如鼓四肢壅悶氣難通呼而理之復如故
四曰嘘嘘屬肝神主其目赤翳昏昏淚如哭都緣肝熱氣上衝嘘而理病更神速
五曰吹吹屬腎藏主其耳腰膝冷多陽道萎微微縱氣以吹之不用外邊求藥餌
六曰嘻嘻屬三焦有疾起三焦所有不和氣不和之氣損三焦但使嘻嘻而自理
調理津液歌訣

人因食五味壅滯閉三焦熱極苦澁盛冷多淡水饒便將元氣療休更問壺瓢熱隨呵自退冷宜吹始銷口中頻漱嚥津液自然調若得如斯妙冷熱可無交

服炁飲食所宜歌訣

修道欲要見真的庖饌之中堪者喫淡粥朝餐渴自銷油麻潤喉足津液就中粳米飯偏宜淡麪餺飥也相益好酒飲時勃氣銷生栰服之百病息食前宜咽六七咽以食爲主是準則飯了

須呵三五呵免教毒氣煩胷臆

服炁飲食雜忌歌訣

寤室避風隙高牀免鬼吹藏精身有益保氣命無虧喜怒情須戢利名心可灰真神兼本屬禽獸及黿魚此等血肉食皆能致危傾茹既敗氣飢飽也如斯生硬冷須慎酸鹹辛不宜雨雲風罷作雷電晚休爲蘿蔔羮須忌白湯麪勿欺更兼避熱食瓜果勿委隨陳臰物有損死生穢無裨須防咽入腹服氣勿多疑

四季養生歌

春噓明目木扶肝夏至呵心火自閒秋呬定收金肺潤腎吹唯要坎中安三焦嘻却除煩熱四季常呼脾化飧切忌出聲聞口耳其功尤勝保神丹

養心可正坐以兩手作拳用力左右互相築各六度又可正坐以一手按腕上一手向下拓空如重石又以兩手相叉以脚踏手中各五六度能去心胷間風邪諸疾閉氣爲之良久閉目三

嚥三叩齒而止
修肝可正坐以手兩相按髀下徐緩身左右各三度又可正坐兩手拽相义翻覆向胷五度此能去肝家積聚風邪毒氣餘如上
寧膽可平坐令兩脚掌昂頭以兩手挽脚腕起摇動爲之五度亦可大坐以兩手拓地舉身努腰脊五度能去腎家風毒邪氣
健脾可大坐伸一脚屈一脚以兩手向後反掣各五度亦可跪坐以兩手拒地回顧用力虎視

各五度能去脾藏積聚風邪喜食

保肺可正坐以兩手據地縮身曲脊向上三舉

去肺家風邪積勞亦可反拳搥脊上左右各五

度此法去胷臆間風毒閉氣爲之良久閉目嚥

液三叩齒而止

固腎可正坐以兩手上從耳左右引脇三五度

亦可及手着凍拋射左右同緩身五度亦可以

前後踰左右各數度能去腰腎膀胱間風邪積

聚餘如上法

凡欲修養須浄室焚香順温涼之宜明燥濕之異每夜半後生氣時五更睡覺先呵出腹内濁氣或一九止或五六止定心閉目叩齒三十六通以集心神然後以大拇指背拭目大小九過兼按鼻左右七過以兩手摩令極熱閉口鼻氣然後摩面不以遍數爲真人起居法次以舌拄上腭漱口中内外津液滿口分作三嚥庶得深溉五藏光澤面目極有益不可輕忽

去病延年六字法 其法以口吐鼻取

總訣

肝若噓時目掙睛肺知呬氣手雙擎心呵頂上連叉手吹腎還知抱膝平脾症呼時須撮口三焦客熱莫生驚仙人嘻字真玄秘日日行功體漸寧

呼心氣

心神煩燥急須呵此法通靈更莫過喉病口瘡并熱痛行之漸覺體安和

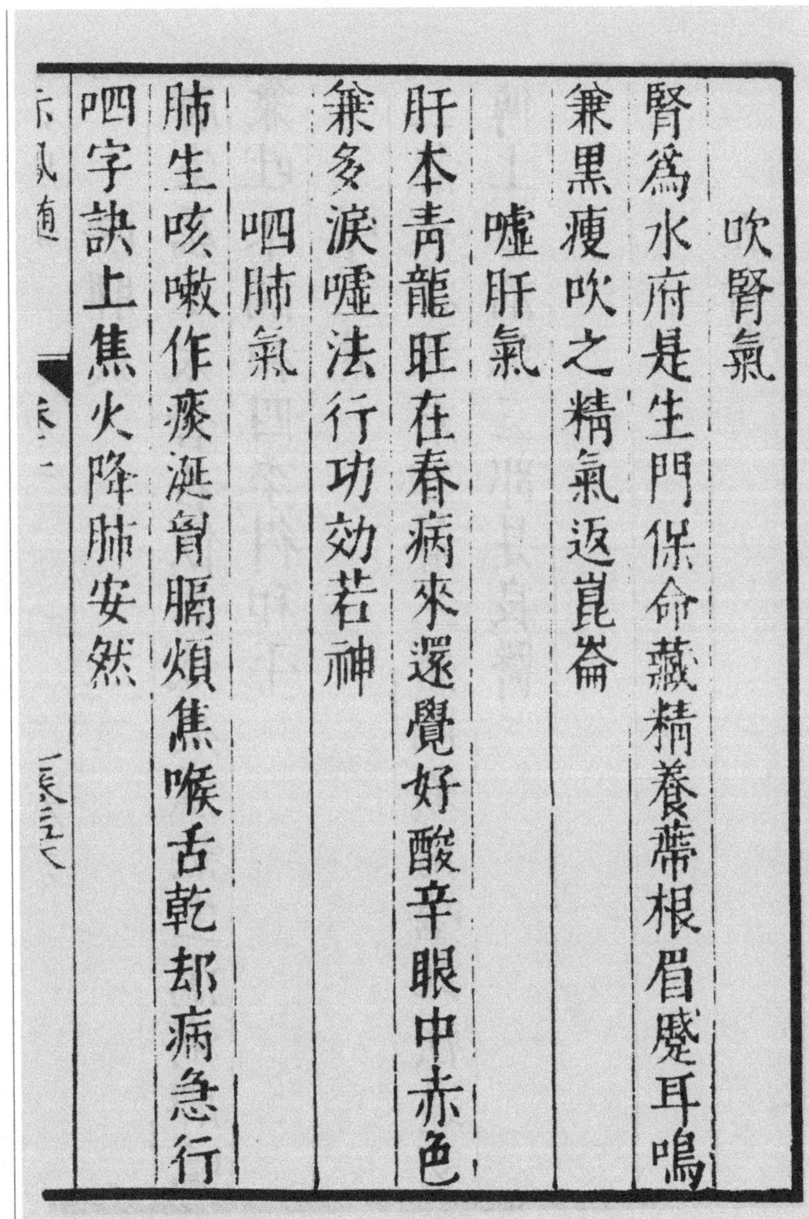

吹腎氣

腎為水府是生門保命藏精養蔕根眉蹙耳鳴兼黑瘦吹之精氣返崑崙

噓肝氣

肝本青龍旺在春病來還覺好酸辛眼中赤色兼多淚噓法行功効若神

呬肺氣

肺生咳嗽作痰涎胷膈煩焦喉舌乾却病急行呬字訣上焦火降肺安然

呼脾氣

脾家屬土太倉名飲食成痰濕熱生瀉痢脾鳴兼吐水調和四季得和平

嘻三焦

三焦火症報君知靜坐蒲團須用嘻此法通玄傳上古清涼三部是良醫

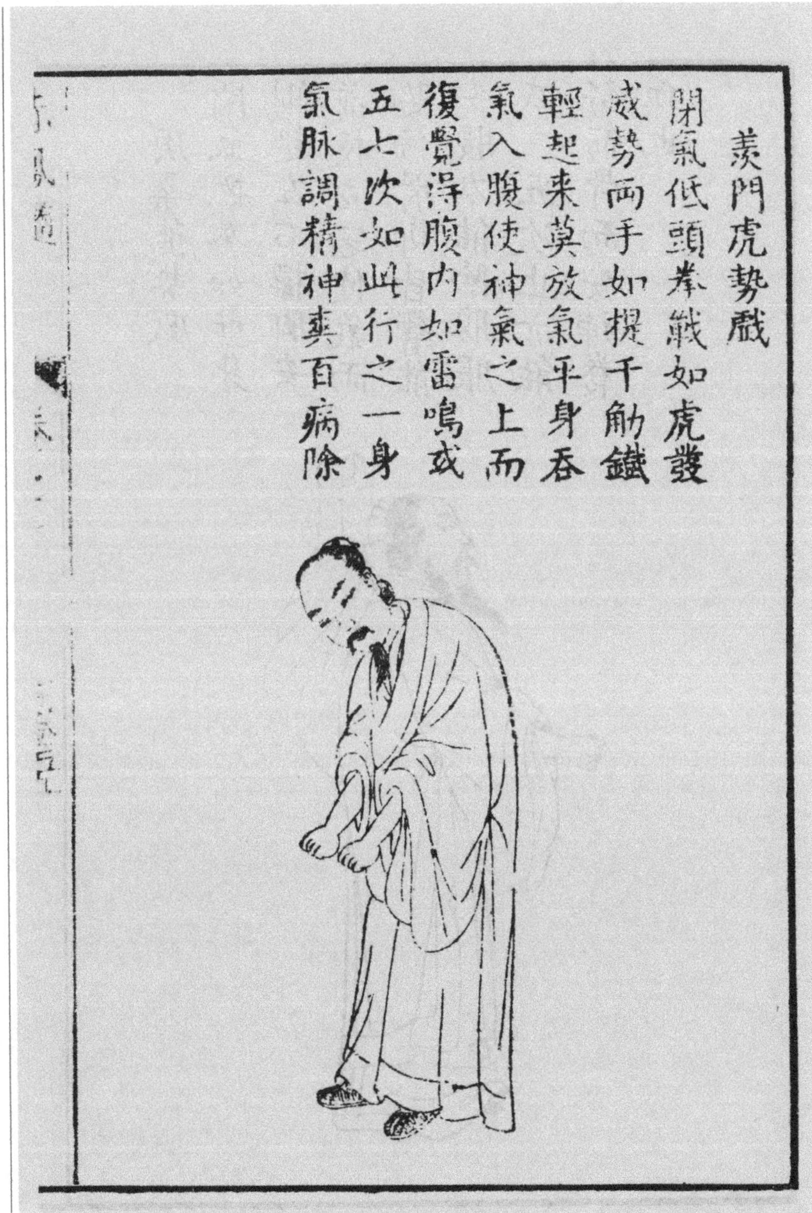

羡門虎勢戲

閉氣低頭拳戰如虎發威勢兩手如提千觔鐵輕起来莫放氣平身呑氣入腹使神氣之上而復覺得腹内如雷鳴或五七次如此行之一身氣脉調精神爽百病除

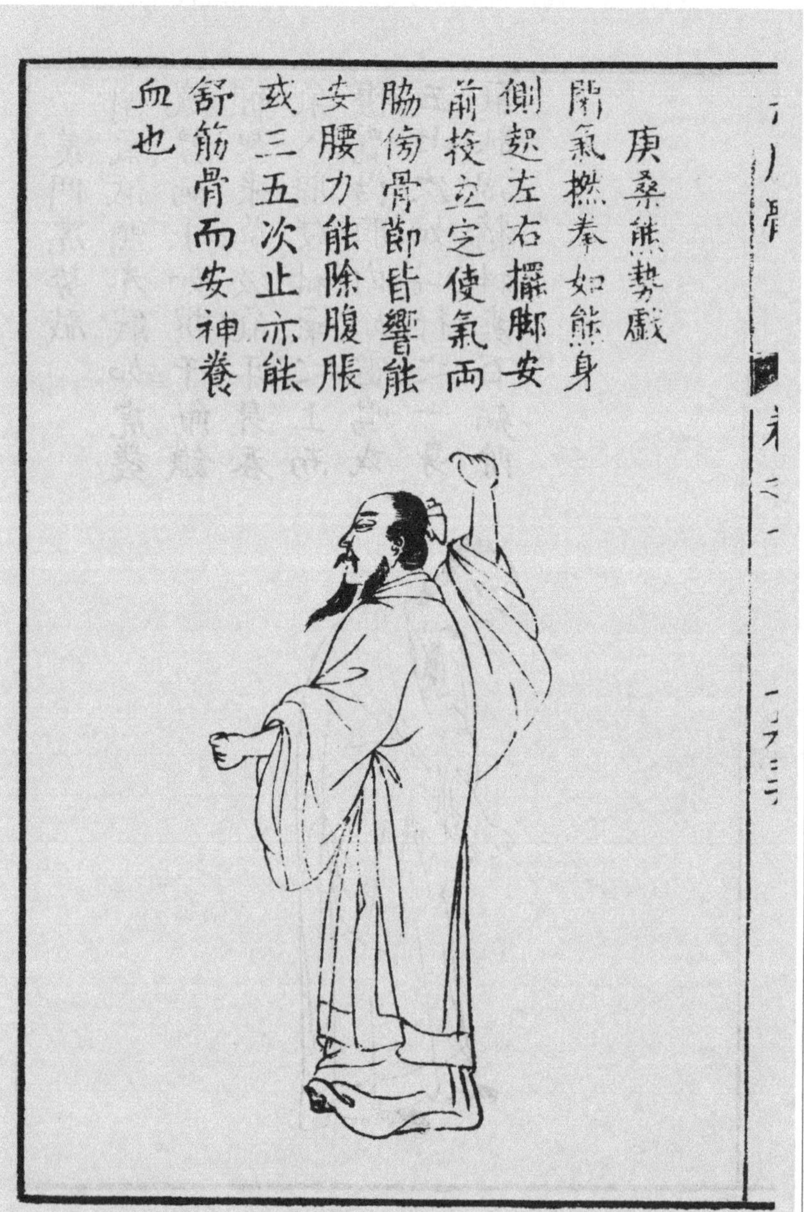

庚桑熊勢戲

閉氣撚拳如熊身側起左右擺腳安前投立定使氣兩脇傍骨節皆響能安腰力能除腹脹或三五次止亦能舒筋骨而安神養血也

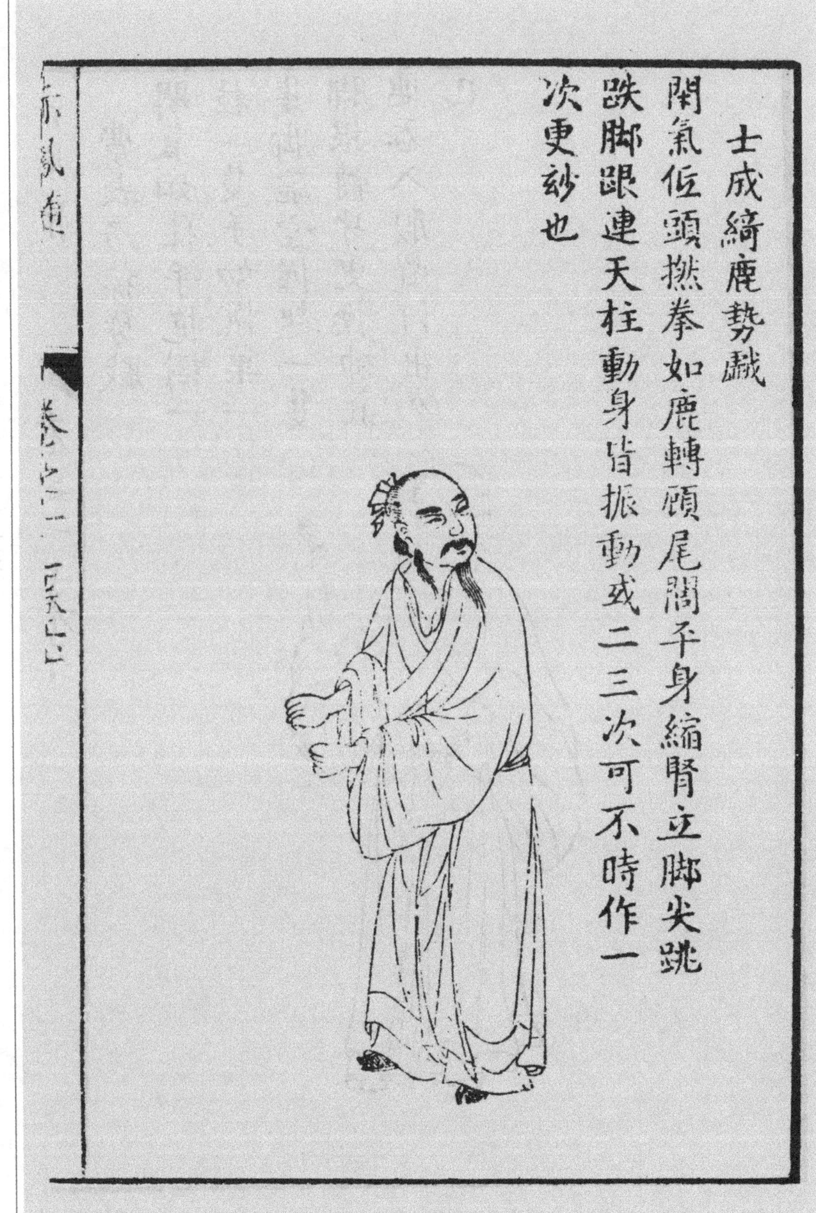
士成綺鹿勢戲
閉氣仾頭撚拳如鹿轉顧尾閭平身縮腎立脚尖跳
跌脚跟連天柱動身皆振動或二三次可不時作一
次更玅也

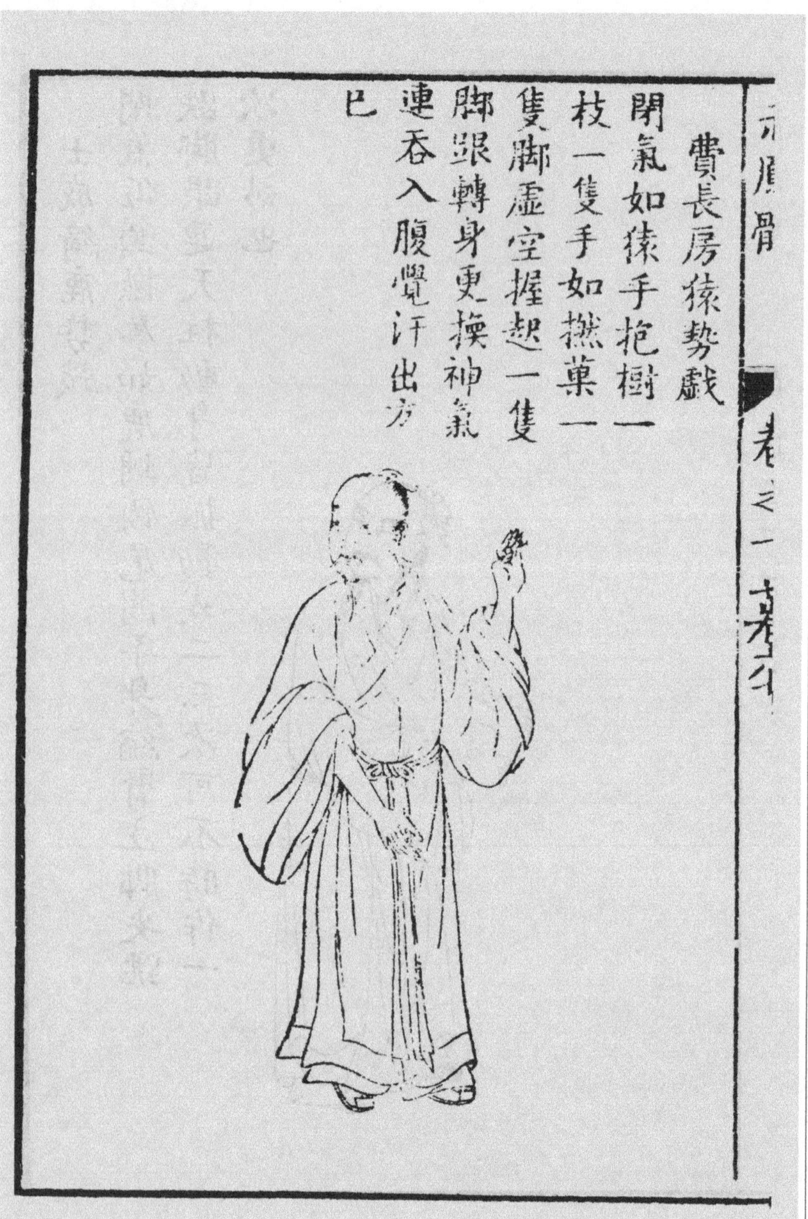

赤鳳髓　卷之一

費長房猿勢戲

閉氣如猿手抱樹一枝一隻手如撚菓一隻脚虛空握起一隻脚跟轉身更換神氣連吞入腹覺汗出方已

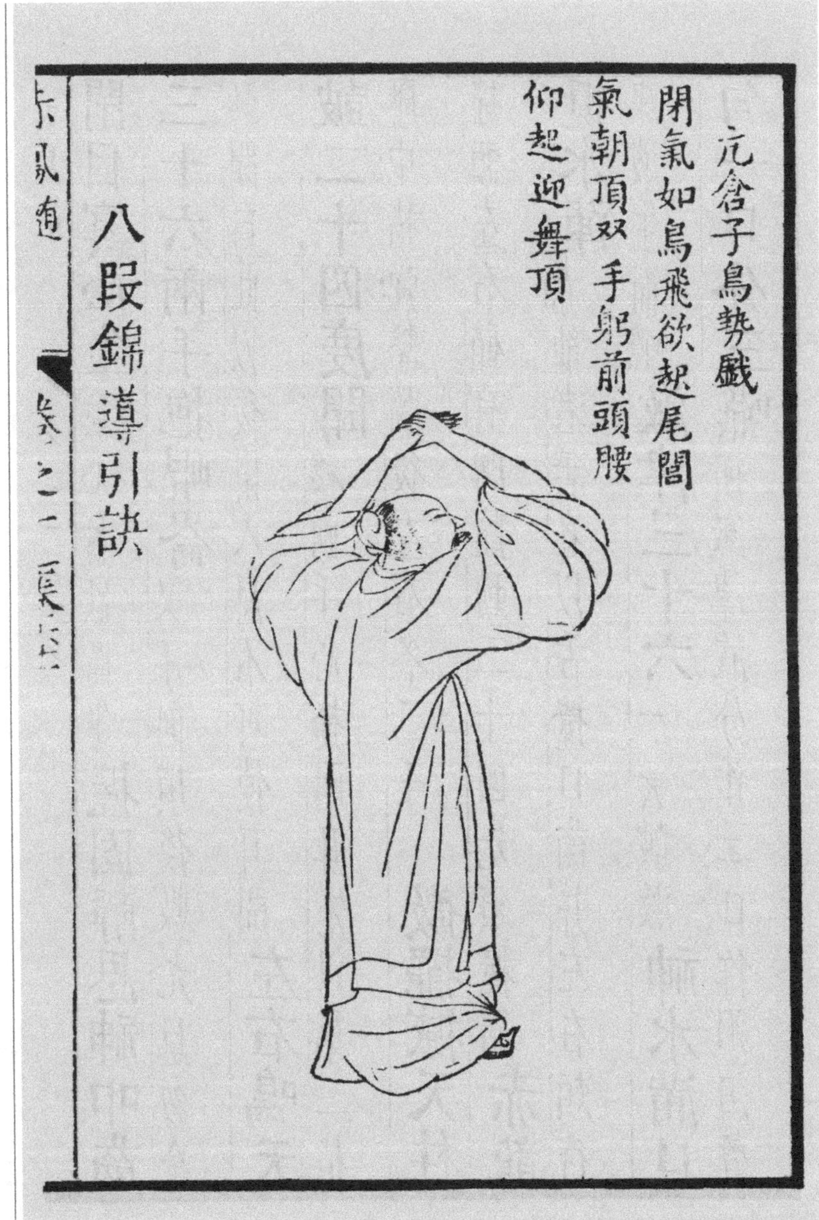
元倉子鳥勢戲
閉氣如鳥飛欲起尾閭
氣朝頂双手躬前頭腰
仰起迎舞頂
八段錦導引訣
赤鳳髓

閉目冥心坐冥心盤趺而坐握固靜思神叩齒三十六兩手抱崑崙叉手向項後數九息勿令耳聞自此以後出入息不可使耳聞左右鳴天鼓二十四度聞移兩手心掩兩耳先以第二指壓中指彈擊腦後左右各二十微擺撼天柱搖頭左右顧肩膊隨動二十四先須握固赤龍攪水渾赤龍者舌也以舌攪口齒并左右頰待津液生而嚥漱津三十六一云鼓漱神水滿口勻一口分三嚥所漱津液分作三口作汩汩聲

而嚥龍行虎自奔液爲龍氣爲虎閉氣搓手熱以鼻引清氣閉之少頃搓手極熱鼻中徐徐乃放氣出背摩後精門精門者腰後外腎合手心摩畢收手握固盡此一口氣再閉氣也想火燒臍輪閉口鼻之氣想用心火下燒丹田覺熱極即用後法左右轆轤轉俯首擺撼兩肩三十六想火自丹田透雙關入腦户鼻引清氣閉少間兩脚放舒伸放直兩脚叉手雙虛托叉手相交向上托空三次或九次低頭攀足頻以兩手向

前攀脚心十三次收足端坐以候逆水上喉中津液生如未生再用急攪取水同前法再漱再吞津如此三度畢神水九次吞謂再漱三十六如前一口分三嚥乃爲九也嚥下汩汩響百脉自調匀河車搬運訖擺肩并身二十四及再轉轆轤二十四發火遍燒身想丹田火自下而上遍燒身體想時口及鼻皆閉氣少頃邪魔不敢近夢寐不能昏寒暑不能入災病不能迍子後午前作造化合乾坤循環次第轉八卦是良因終

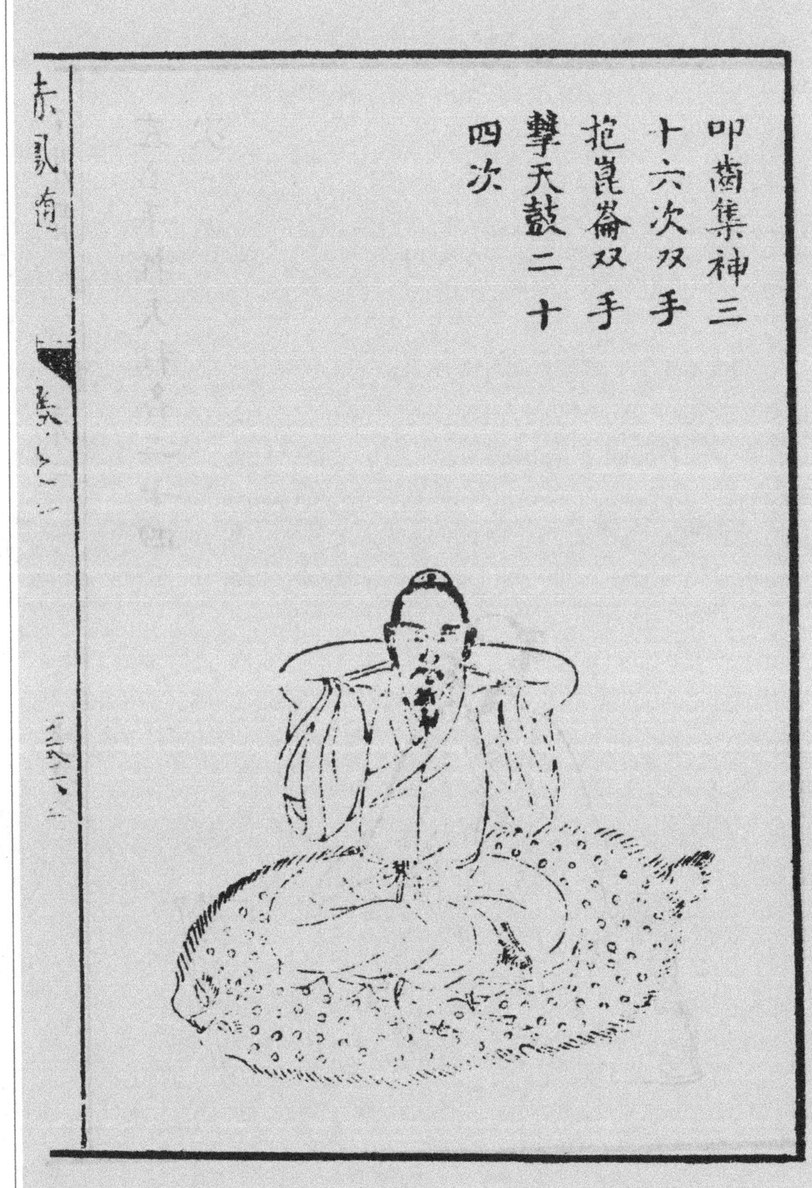

叩齒集神三十六次双手抱崑崙双手擊天鼓二十四次

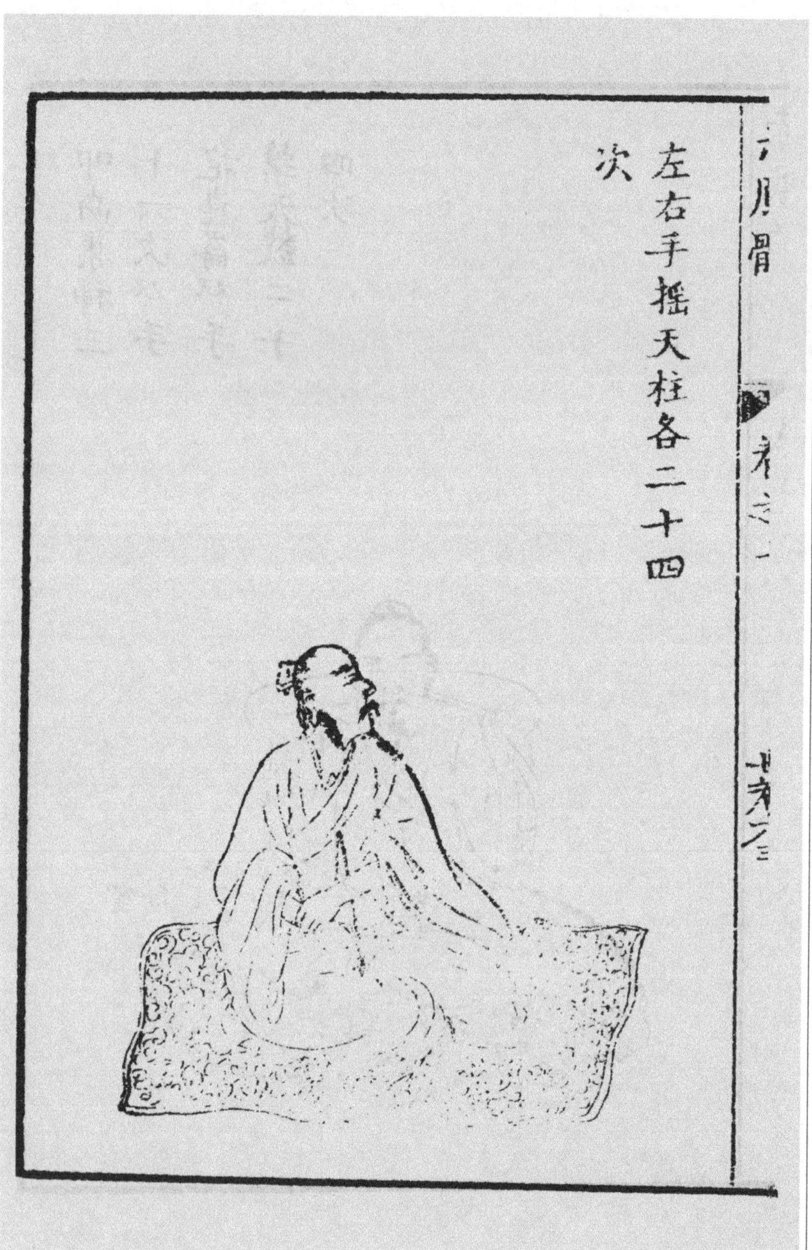

左右手摇天柱各二十四次

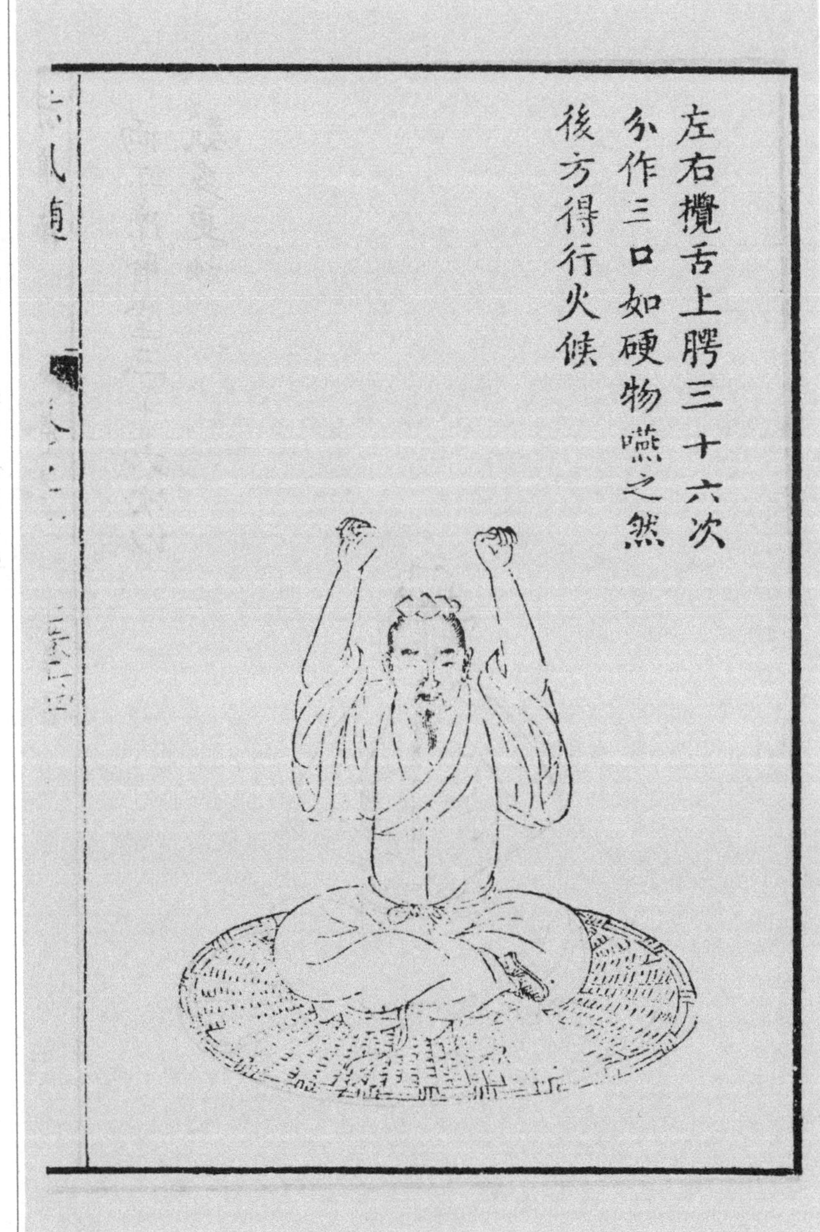
左右攪舌上腭三十六次
分作三口如硬物嚥之然
後方得行火候

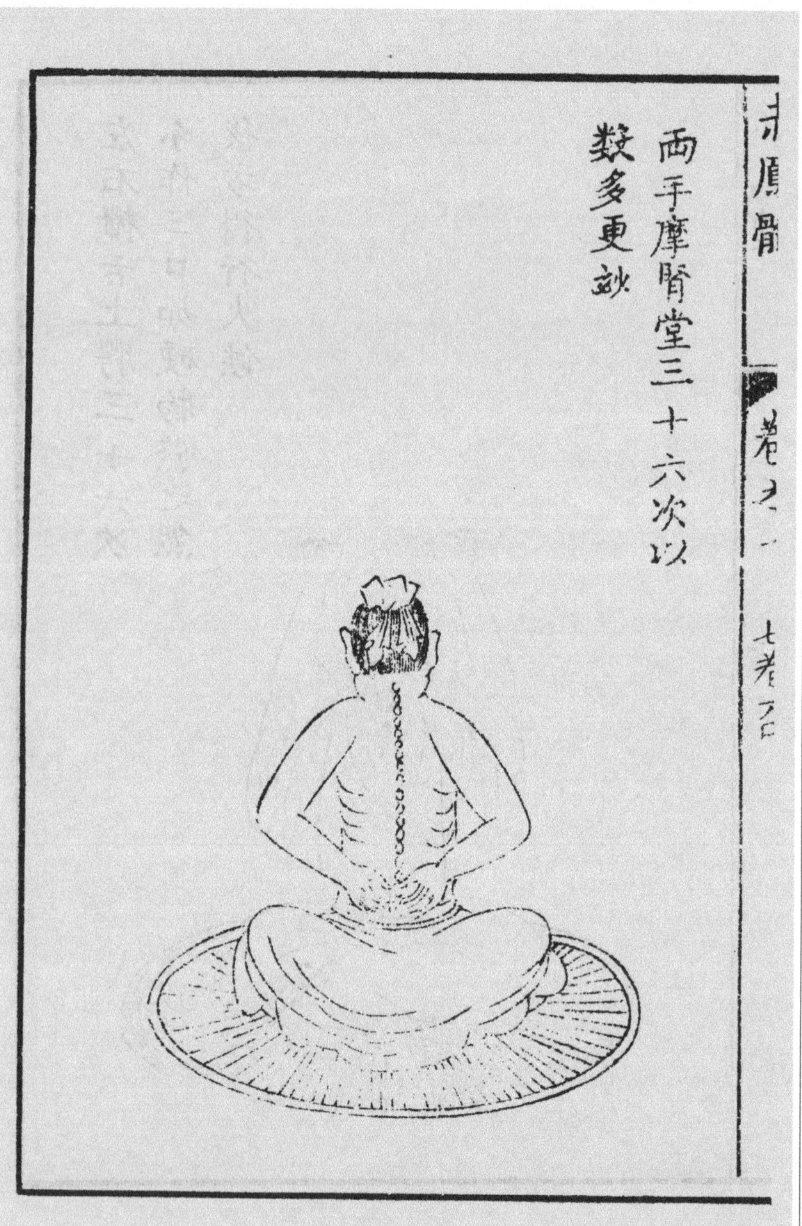
赤鳳髓 卷之一 七十八
两手摩腎堂三十六次以
數多更妙

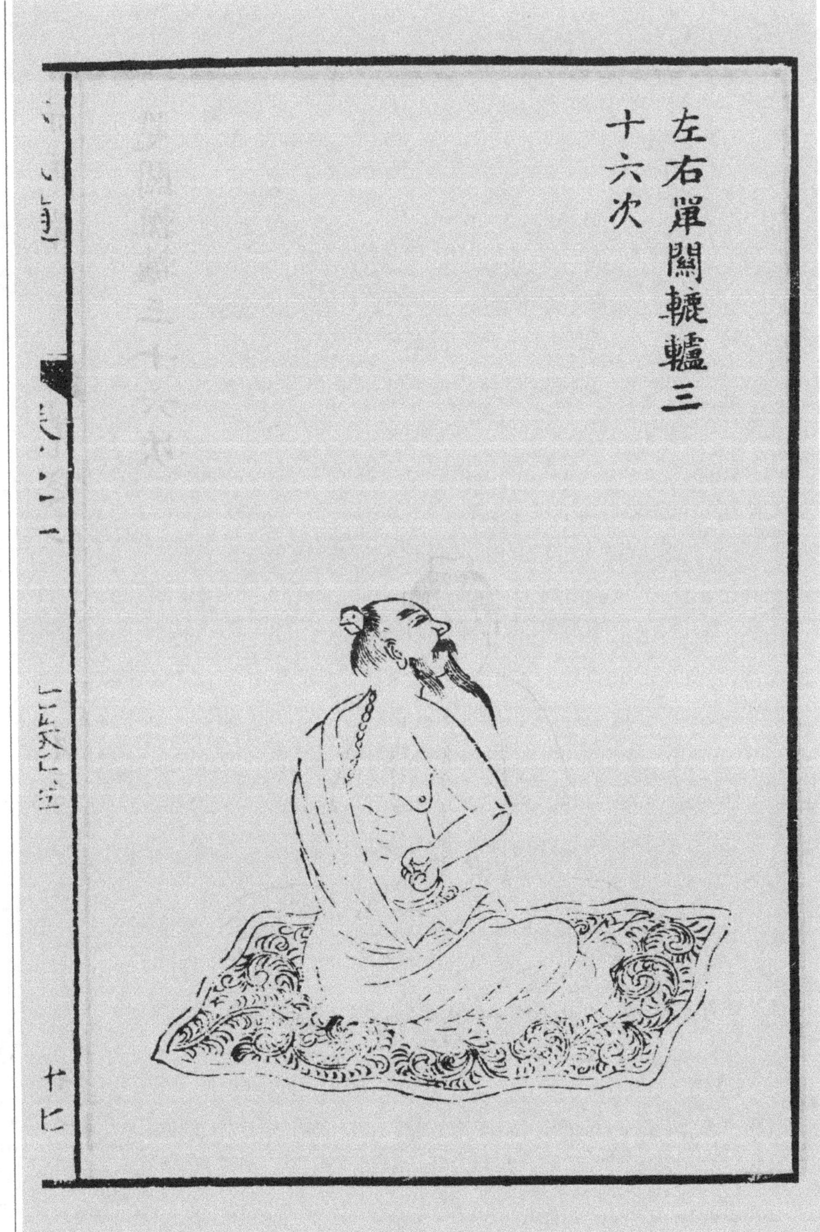
左右單關轆轤三十六次
十七

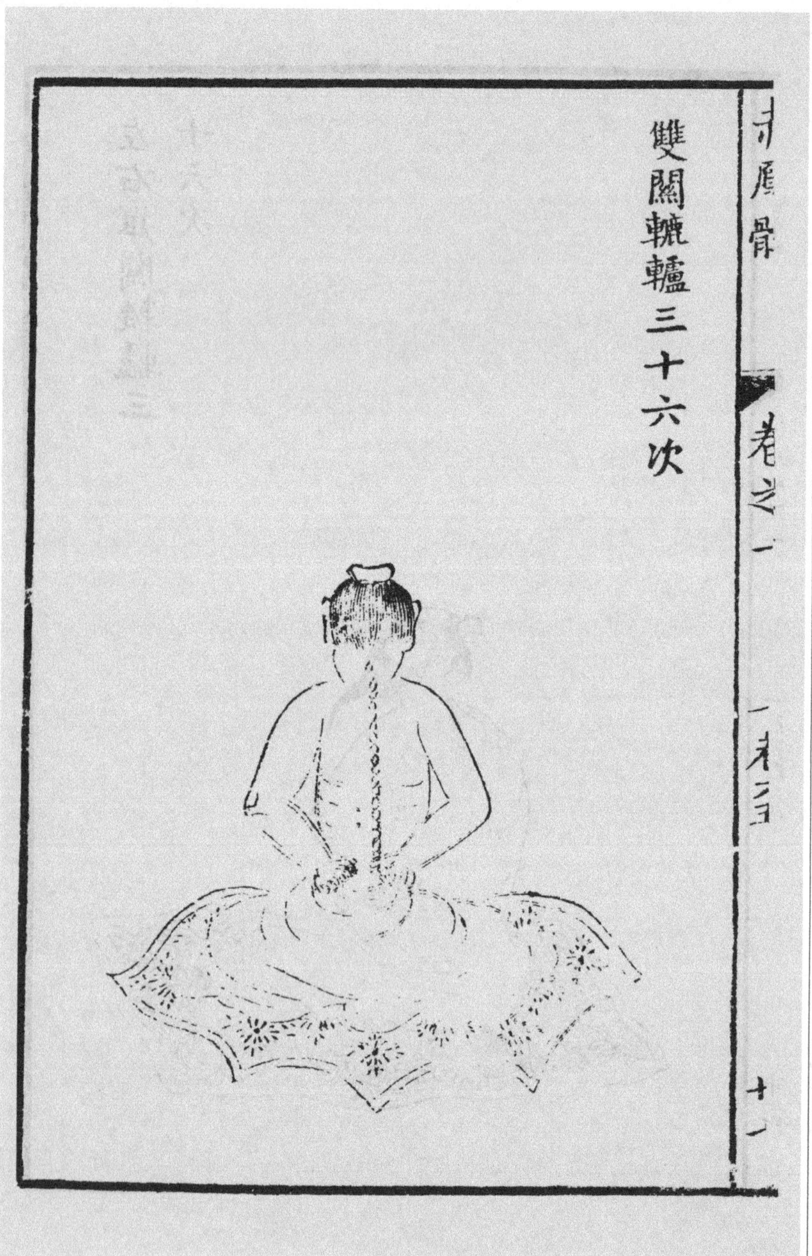

雙關轆轤三十六次
赤鳳髓　卷之一　十一

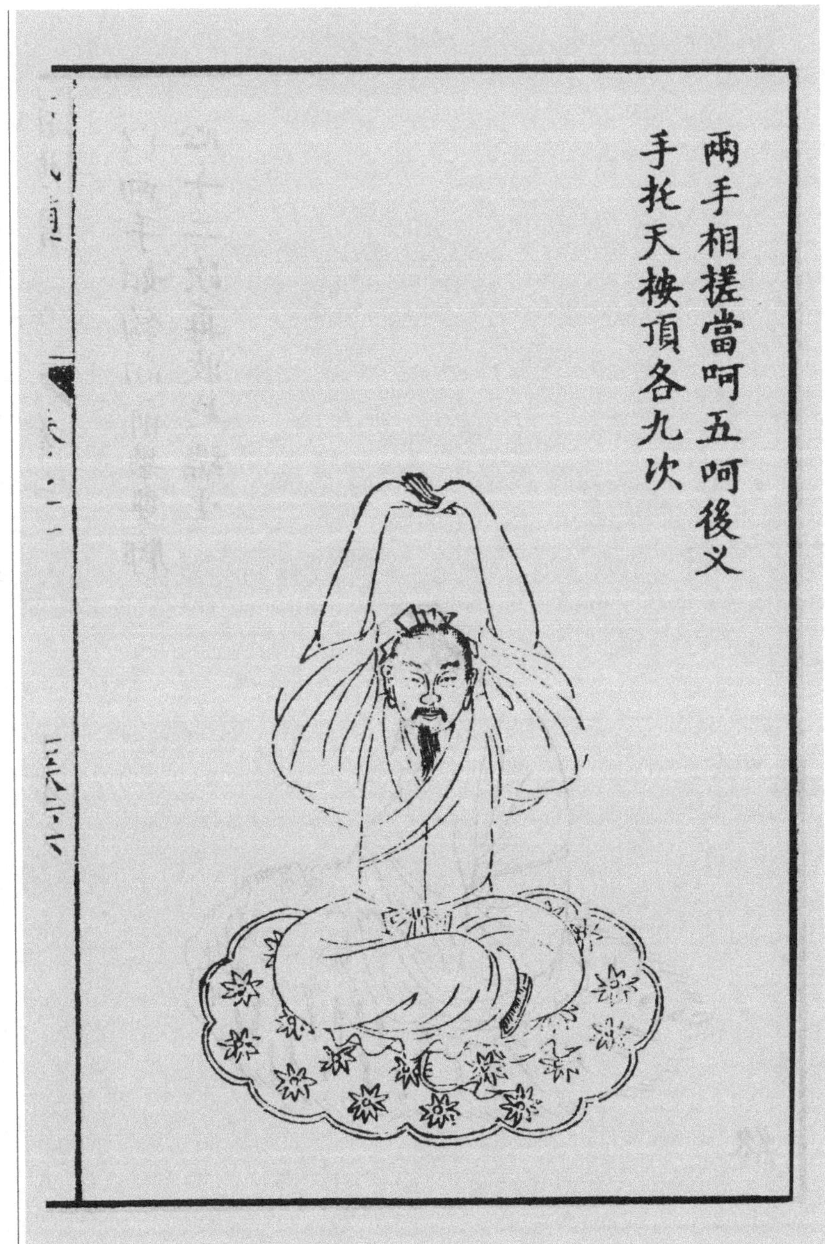
兩手相搓當呵五呵後叉
手托天按頂各九次

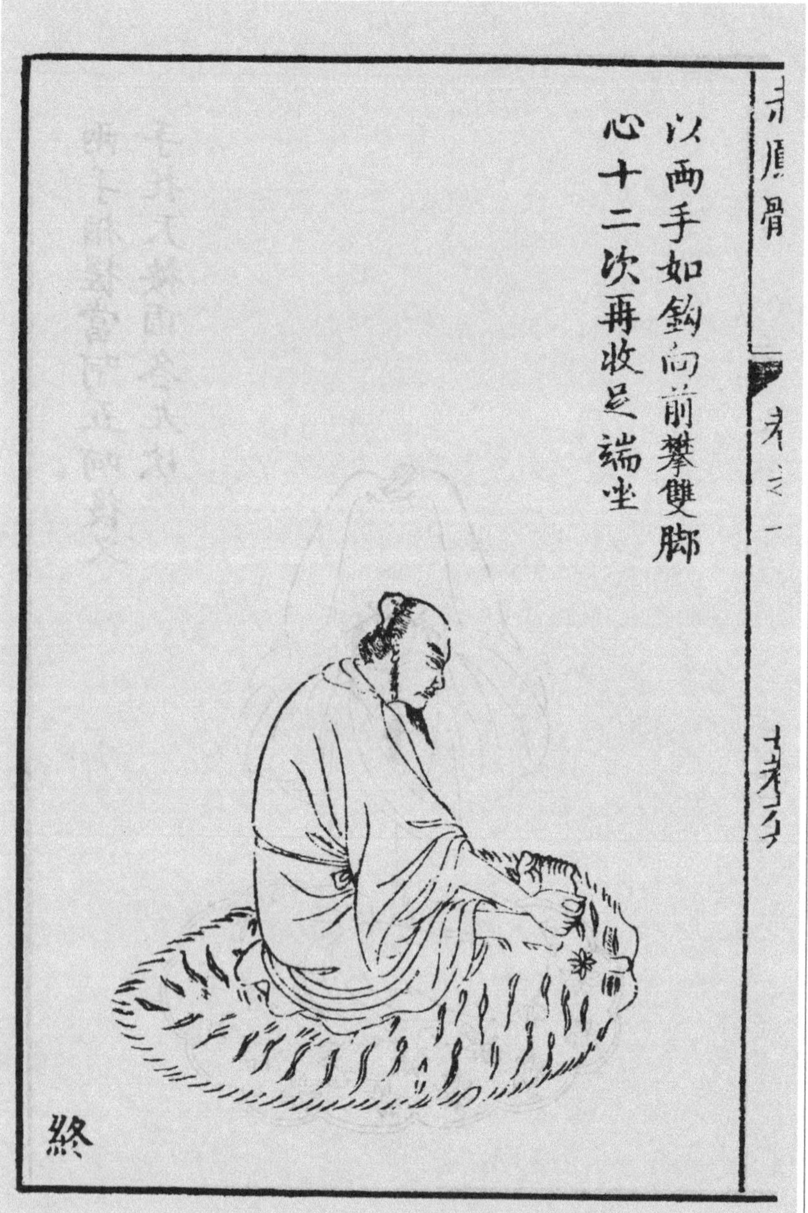
赤鳳髓
卷之一
以兩手如鈎向前攀雙脚
心十二次再收足端坐
終

赤鳳髓二卷目録

玄俗形無影圖

負局先生磨鏡圖

呂純陽行氣圖

邗子入山尋犬圖

裴玄靜駕雲昇天圖

何仙姑簪花圖

韓湘子存氣圖

曹國舅撫雲陽板圖

侯道玄望空設拜圖

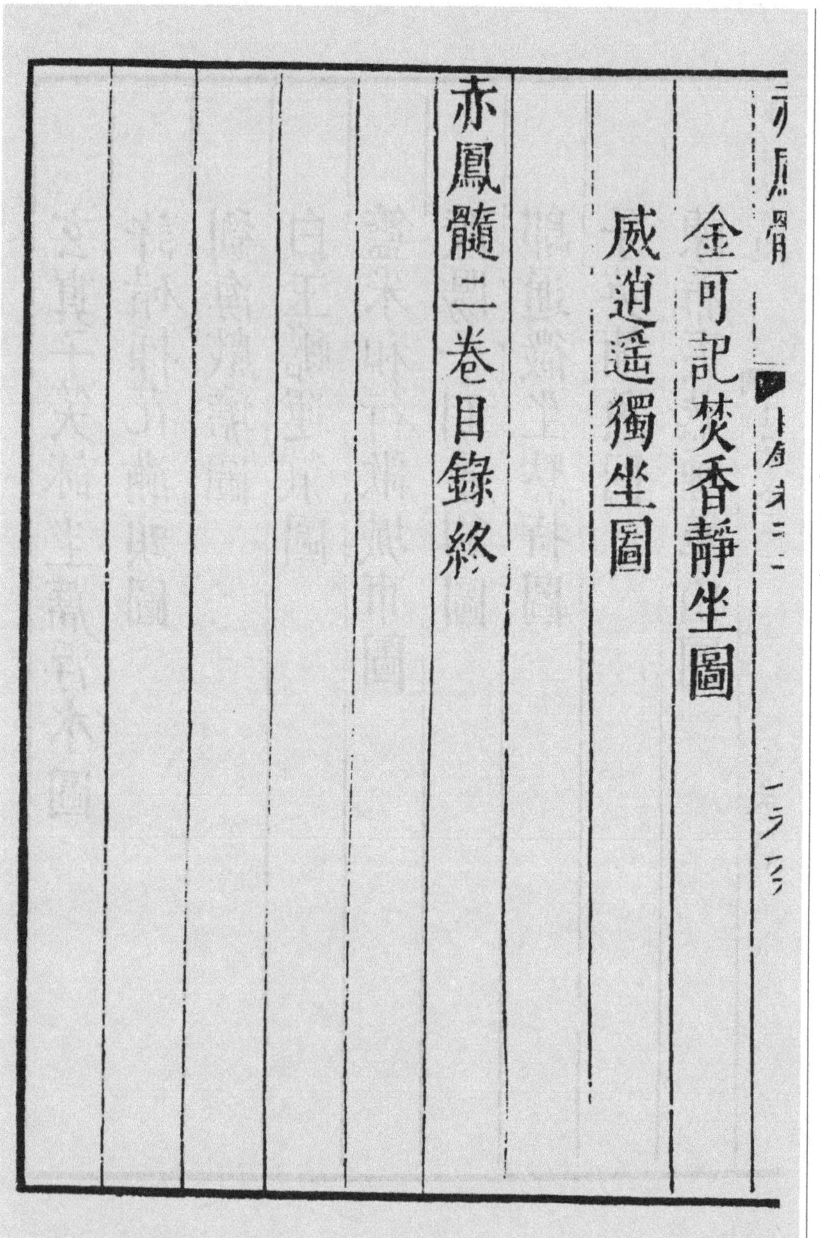

金可記焚香靜坐圖

威逍遥獨坐圖

赤鳳髓二卷目錄終

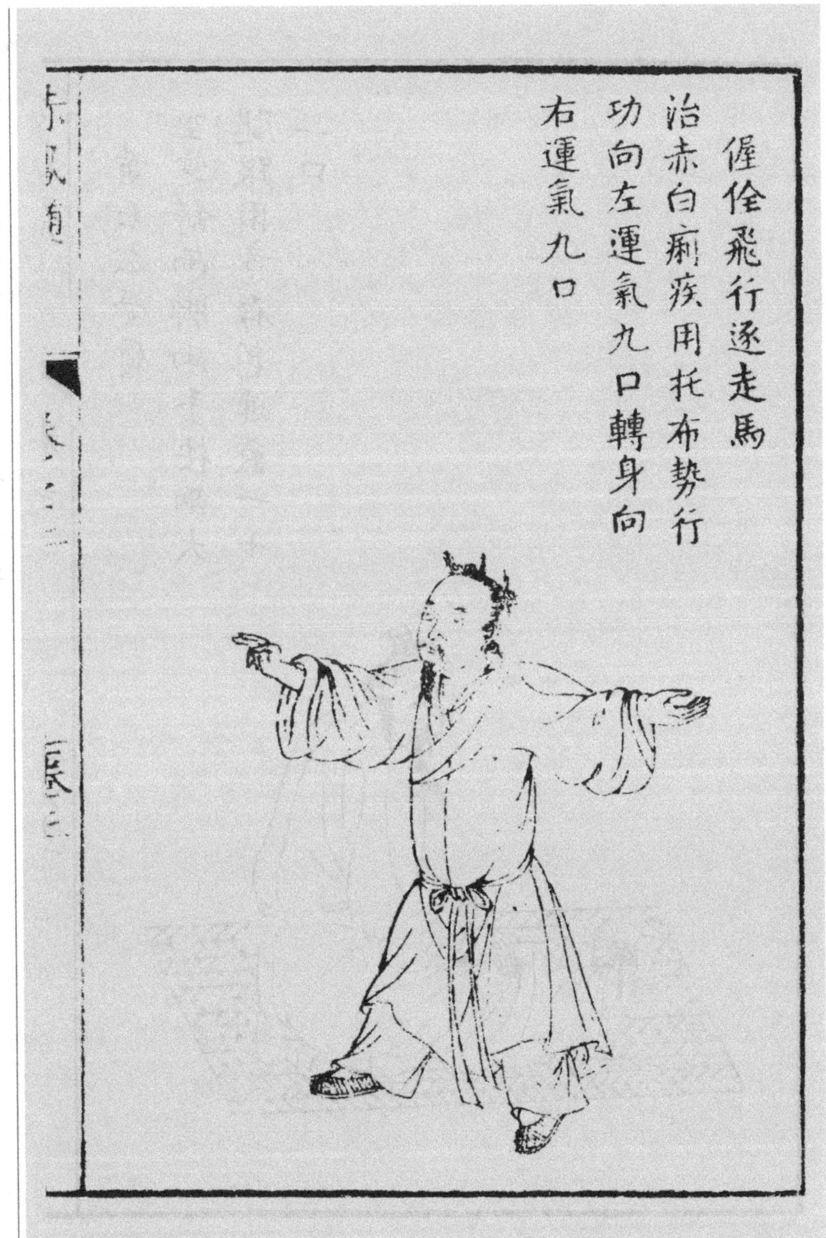
偓佺飛行逐走馬
治赤白痢疾用托布勢行
功向左運氣九口轉身向
右運氣九口

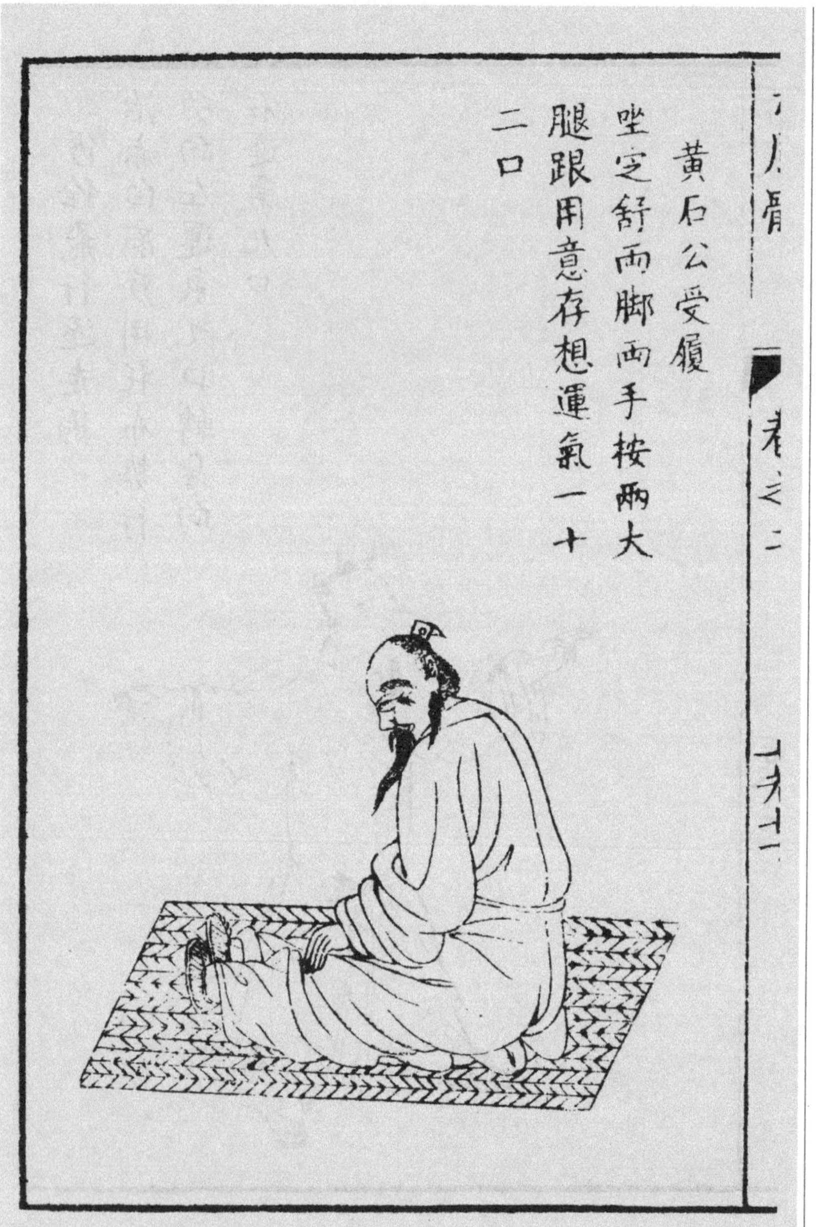

黄石公受履

坐定舒兩脚兩手按兩大腿跟用意存想運氣一十二口

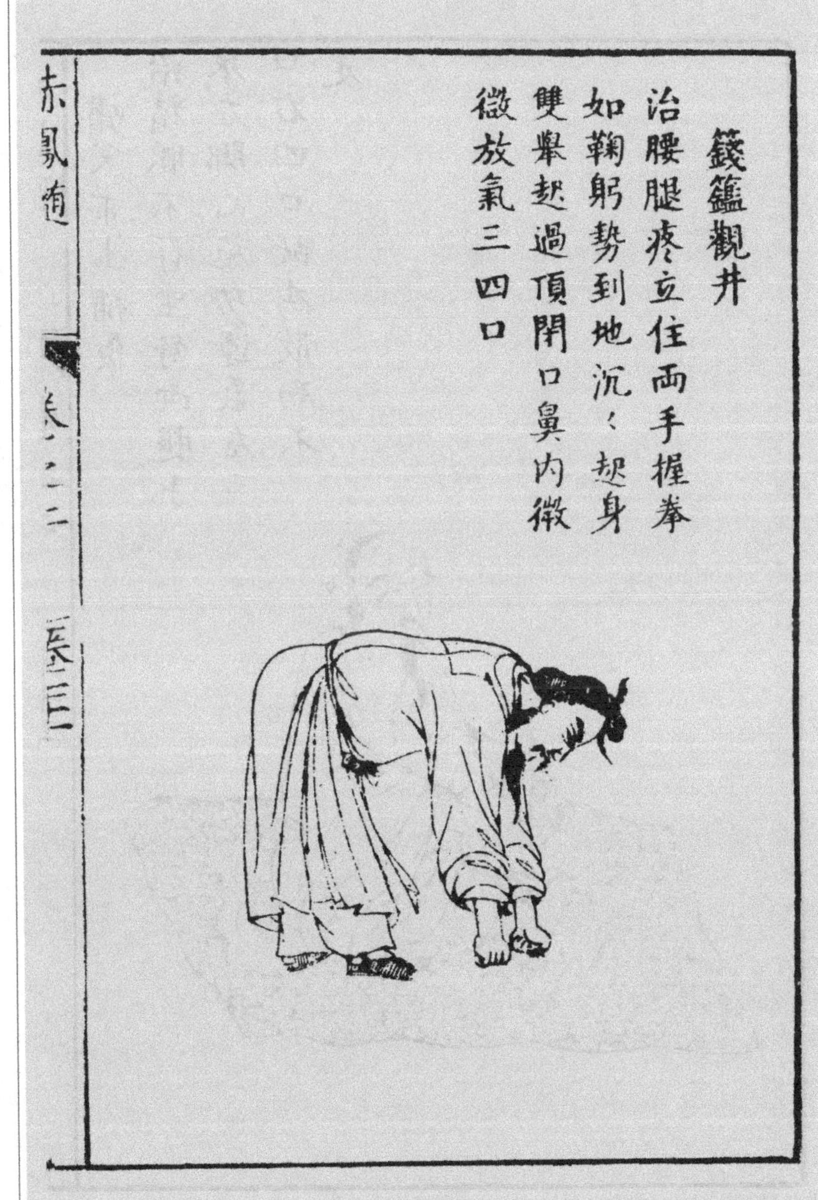

籛鑑觀井

治腰腿疼立住兩手握拳如鞠躬勢到地沉〻起身雙舉起過頂開口鼻內微微放氣三四口

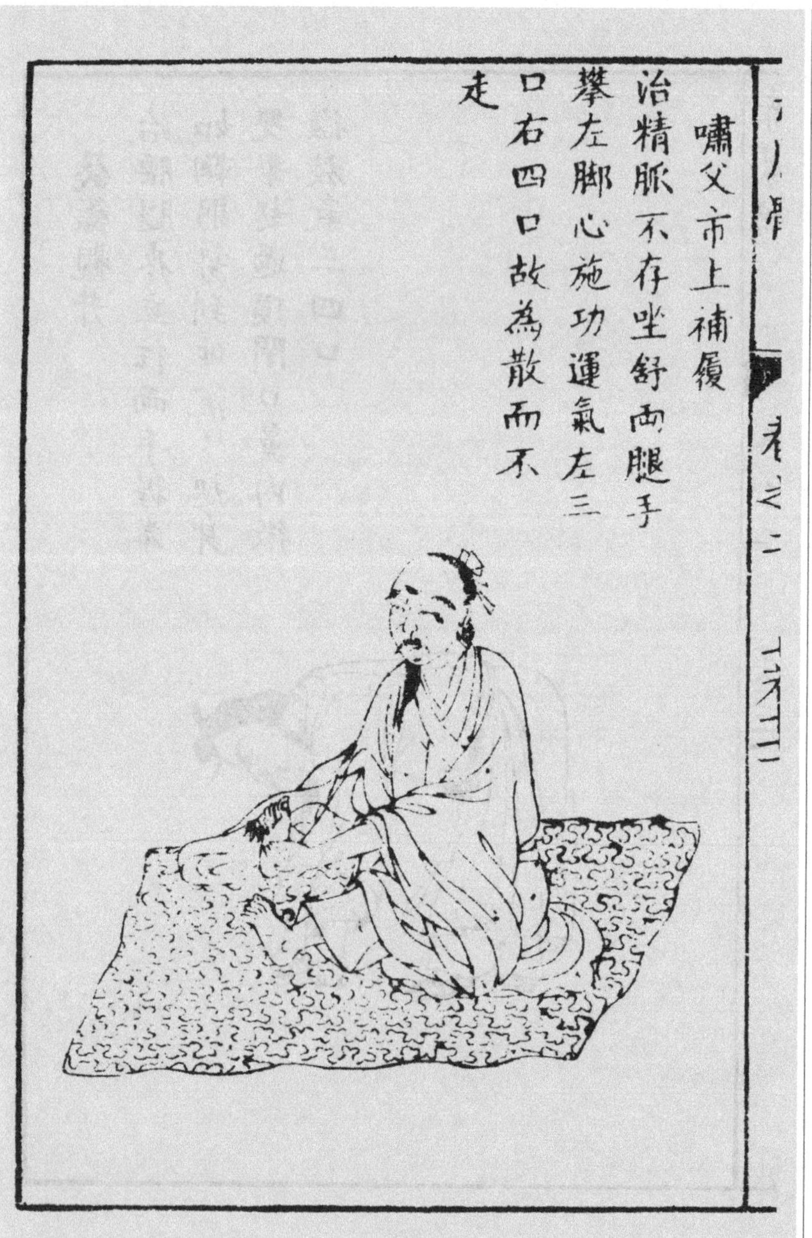
嘯父市上補履
治精脈不存坐舒兩腿手
攀左脚心施功運氣左三
口右四口故為散而不
走

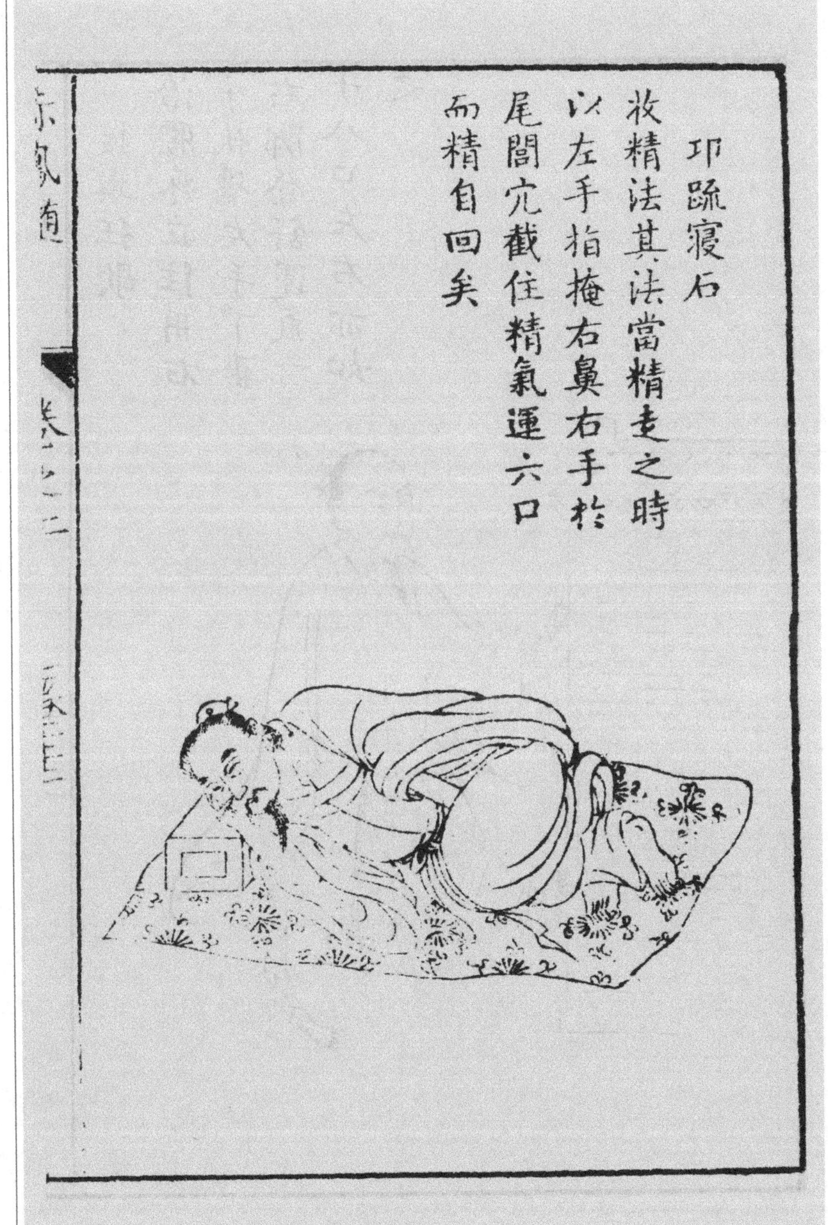
卭疏寢石
收精法其法當精走之時
以左手指掩右鼻右手於
尾閭穴截住精氣運六口
而精自回矣

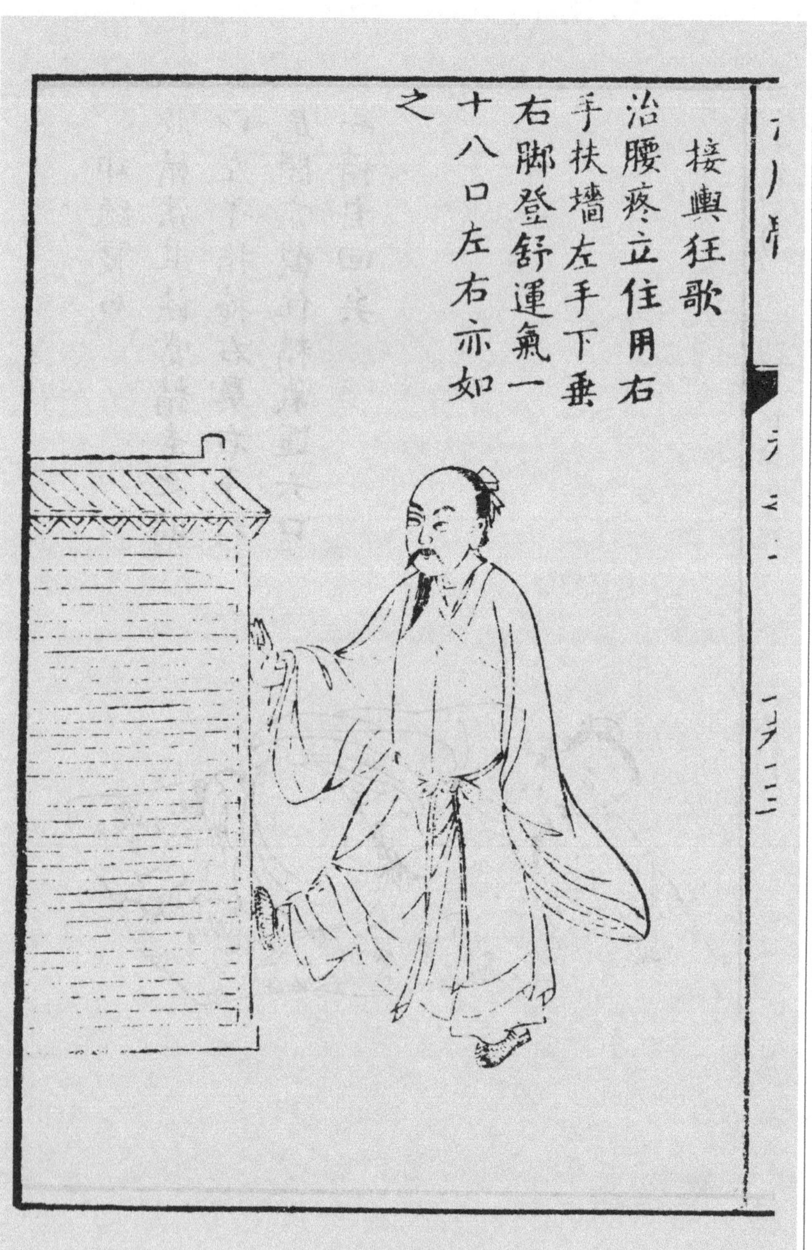

接輿狂歌

治腰疼立住用右手扶墻左手下垂右脚登舒運氣一十八口左右亦如之

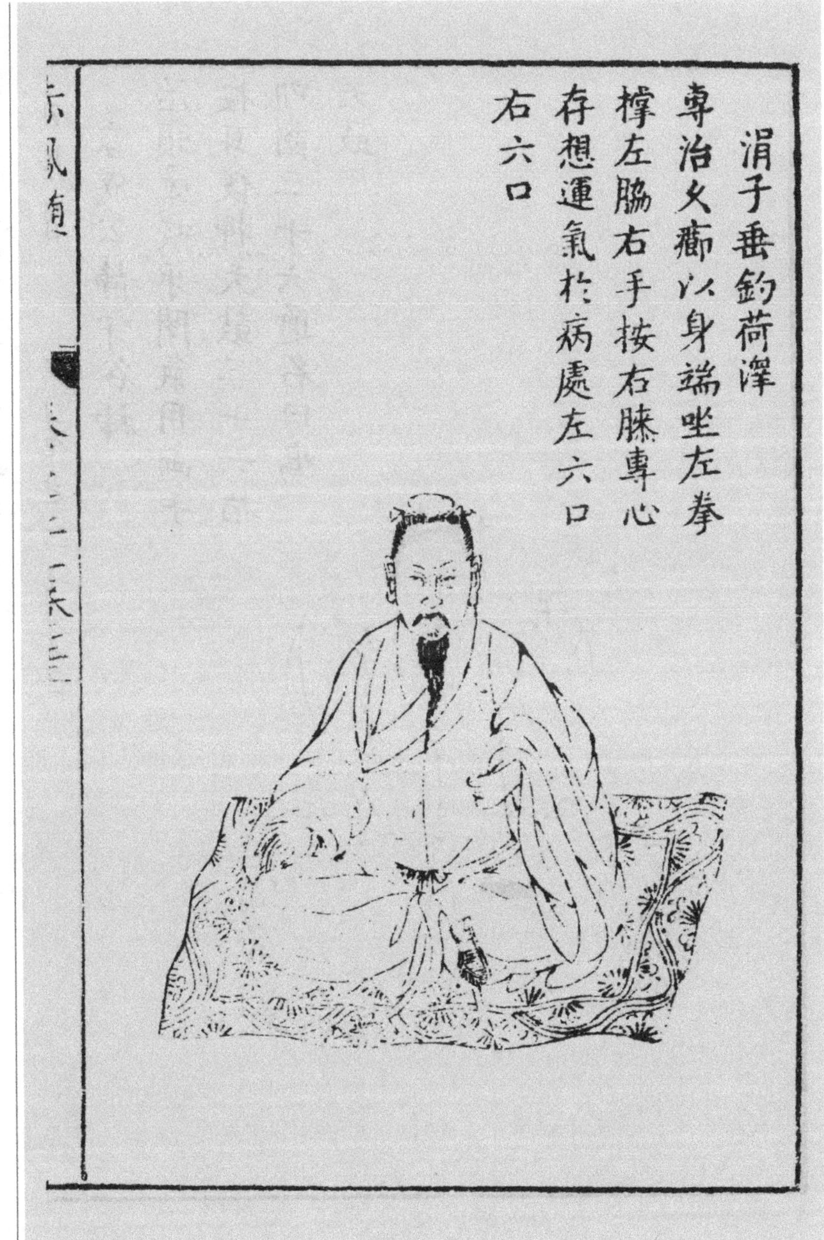
涓子垂釣荷澤
專治久癧以身端坐左拳
撑左脇右手按右膝專心
存想運氣於病處左六口
右六口

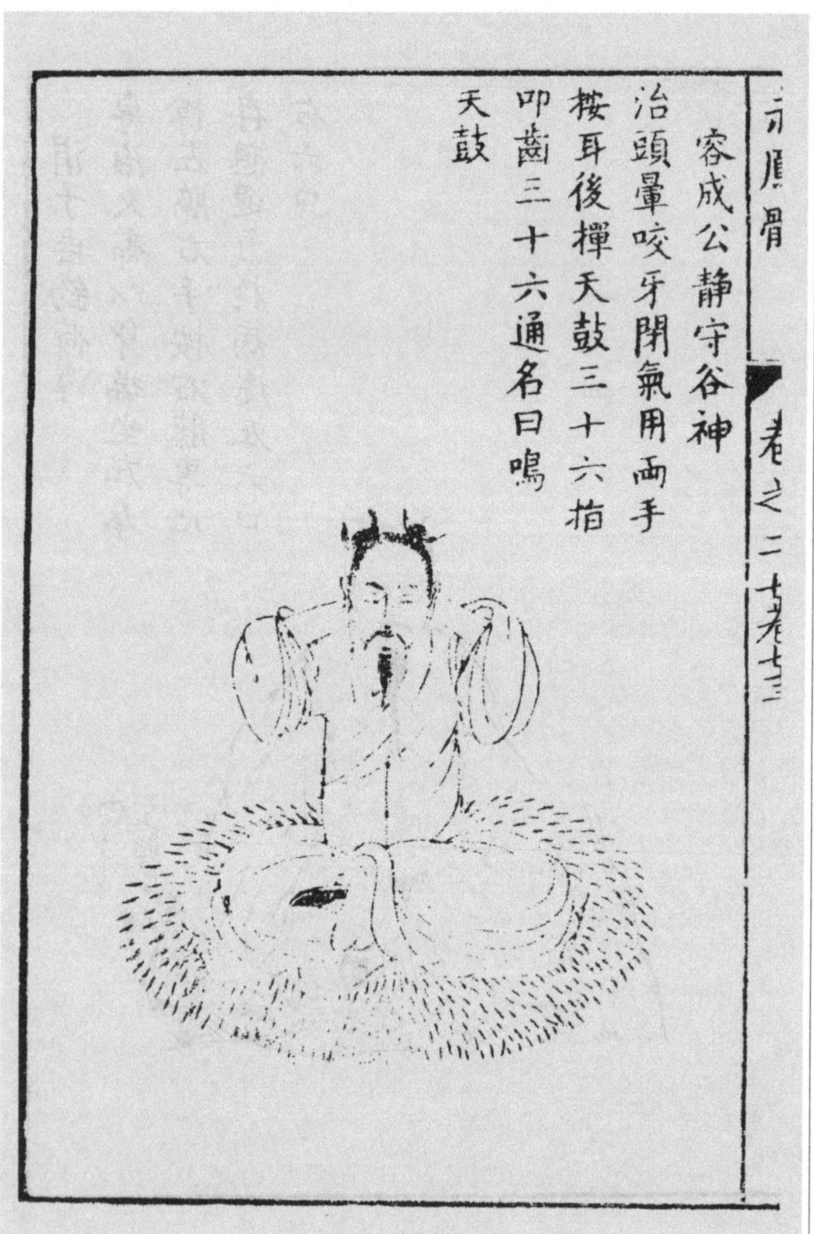

容成公靜守谷神

治頭暈咬牙閉氣用兩手按耳後撣天鼓三十六指叩齒三十六通名曰鳴天鼓

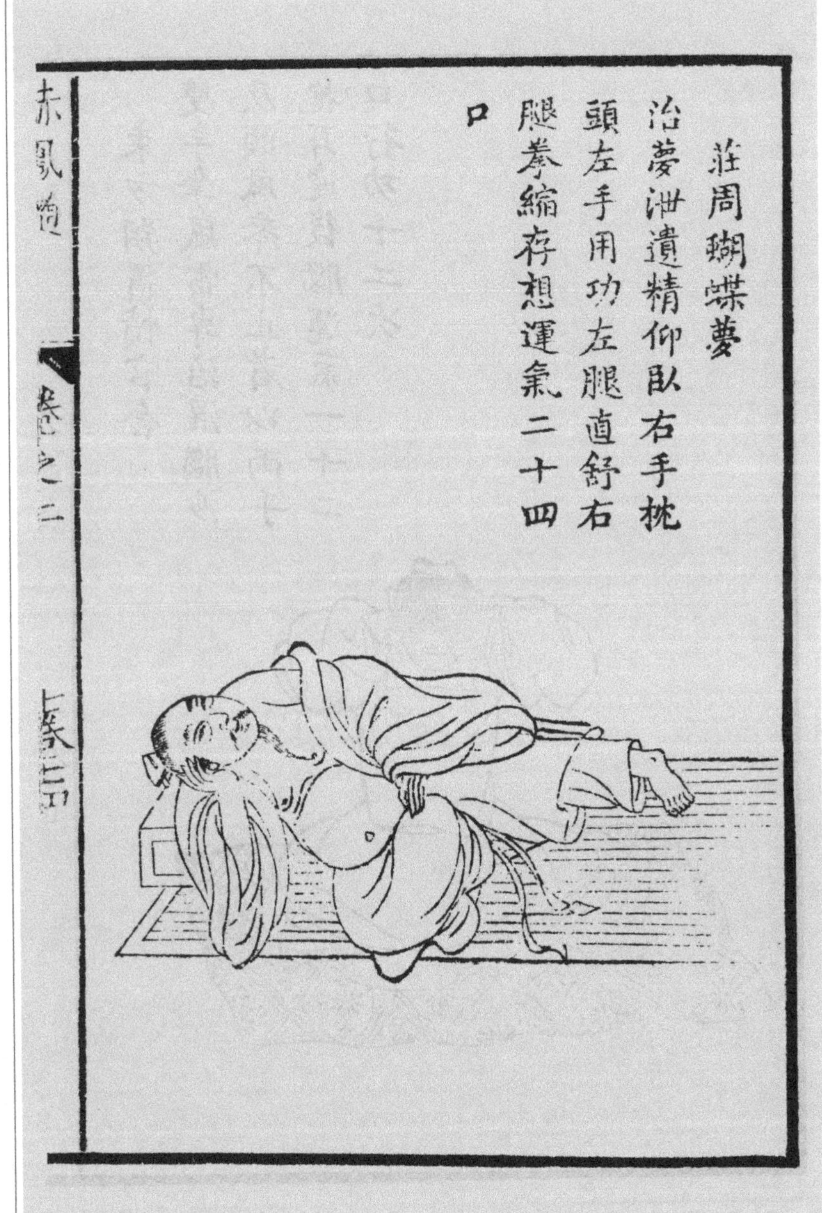
赤鳳髓　卷之二

莊周蝴蝶夢

治夢泄遺精仰臥右手枕頭左手用功左腿直舒右腿拳縮存想運氣二十四口

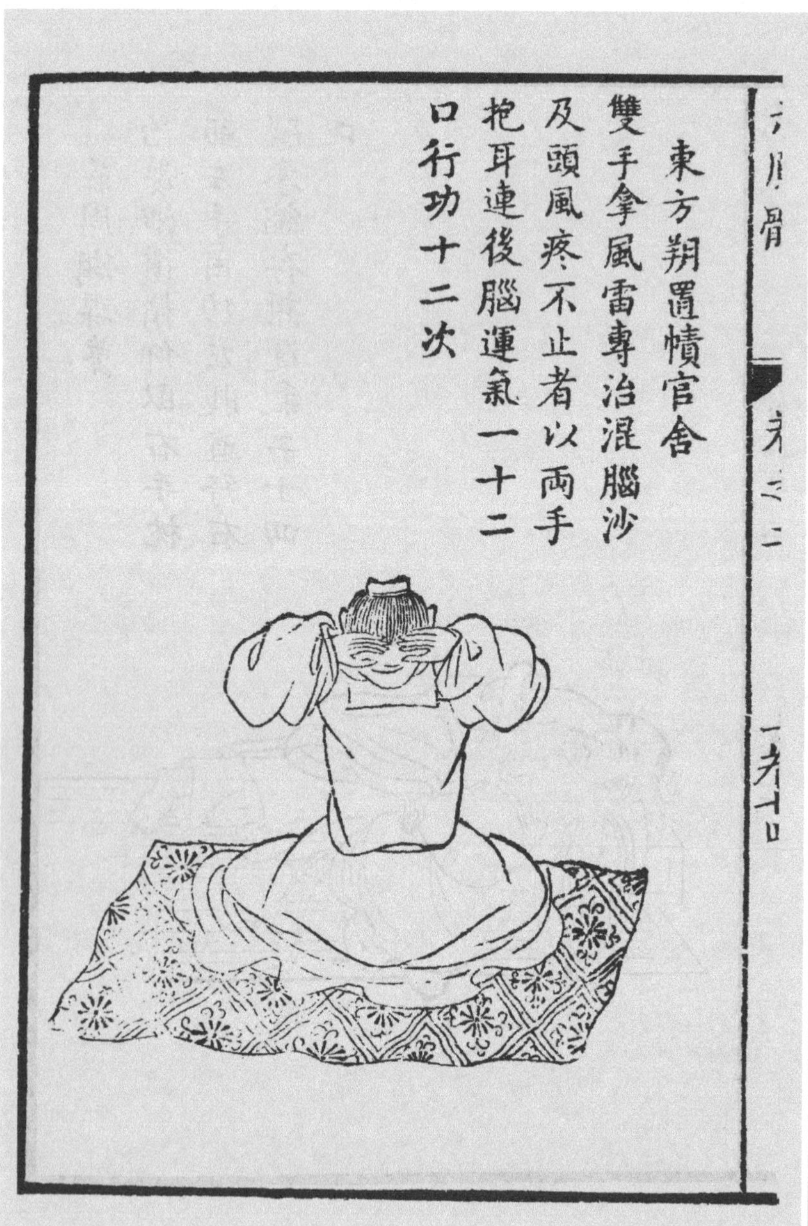

東方朔置幘官舍

雙手拿風雷專治混腦沙及頭風疼不止者以兩手抱耳連後腦運氣一十二口行功十二次

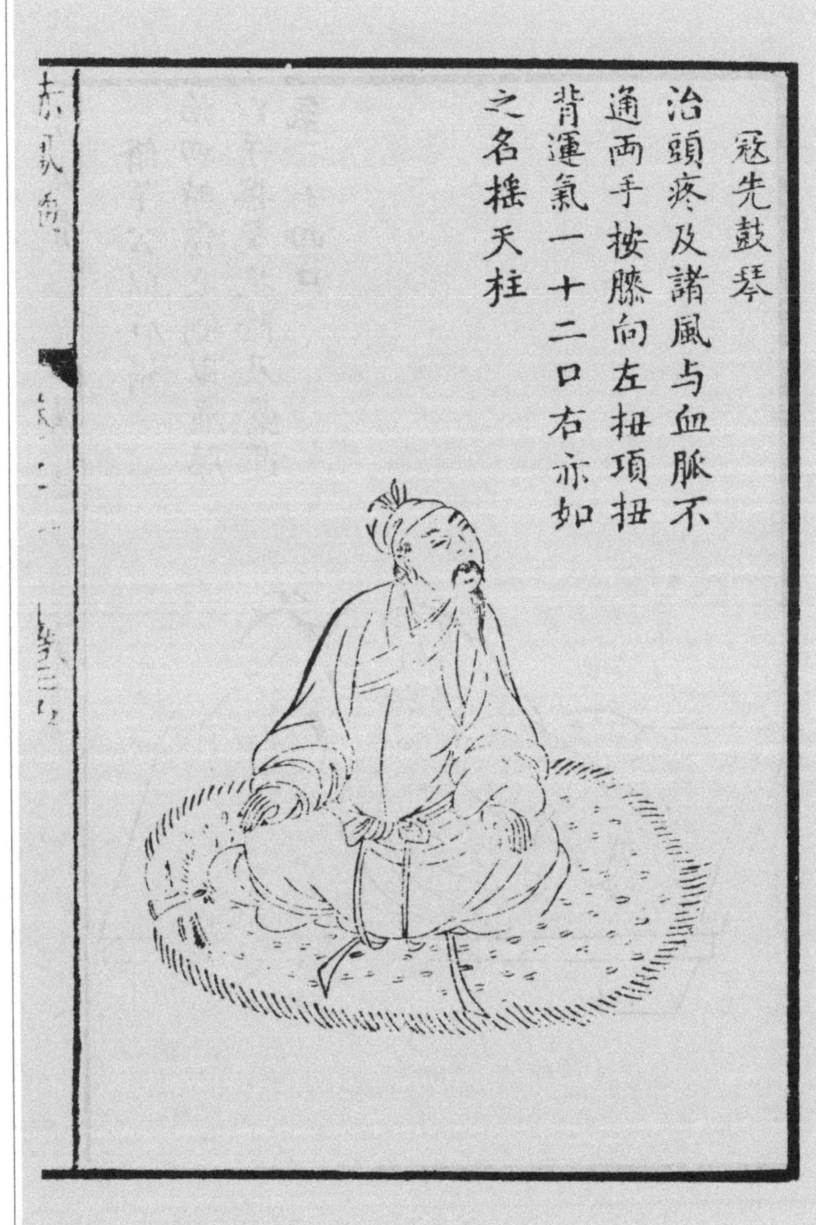

寇先鼓琴

治頭疼及諸風与血脈不通両手按膝向左扭項扭背運氣一十二口右亦如之名搖天柱

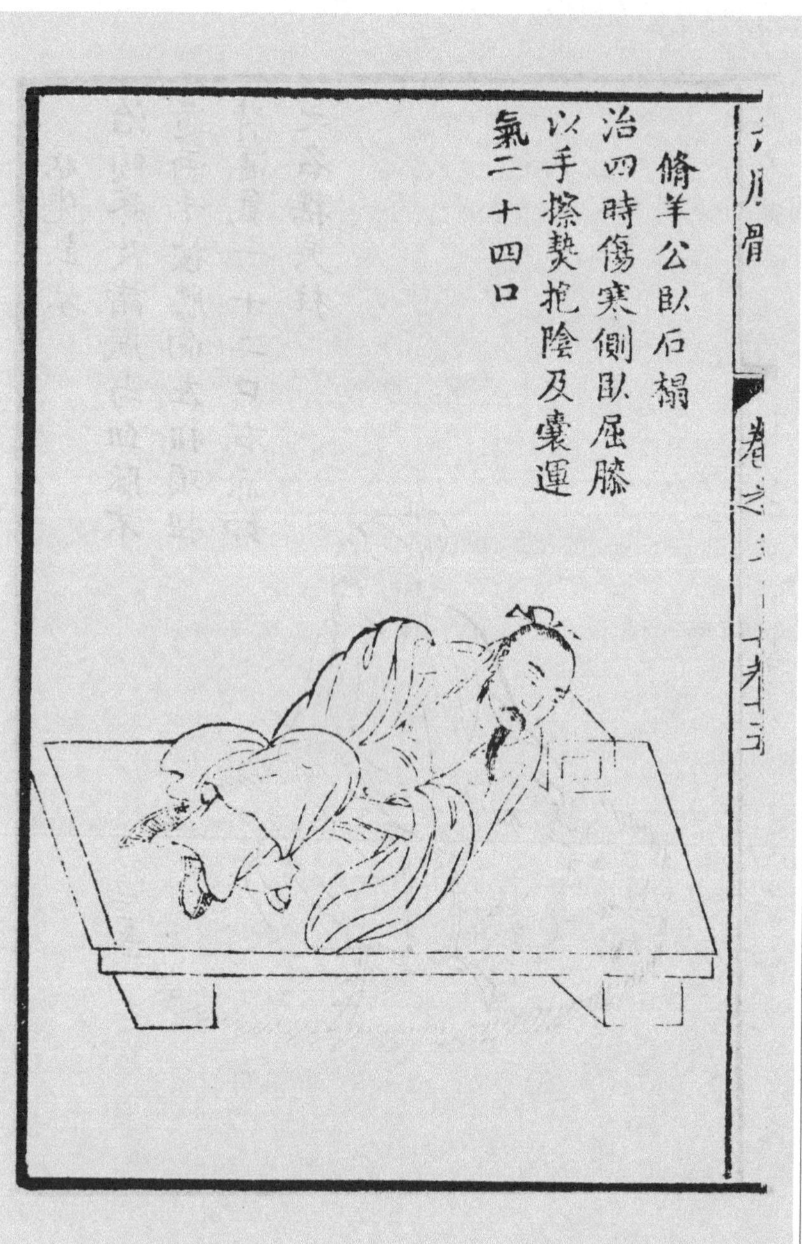
脩羊公臥石榻
治四時傷寒側臥屈膝
以手擦熱抱陰及囊運
氣二十四口

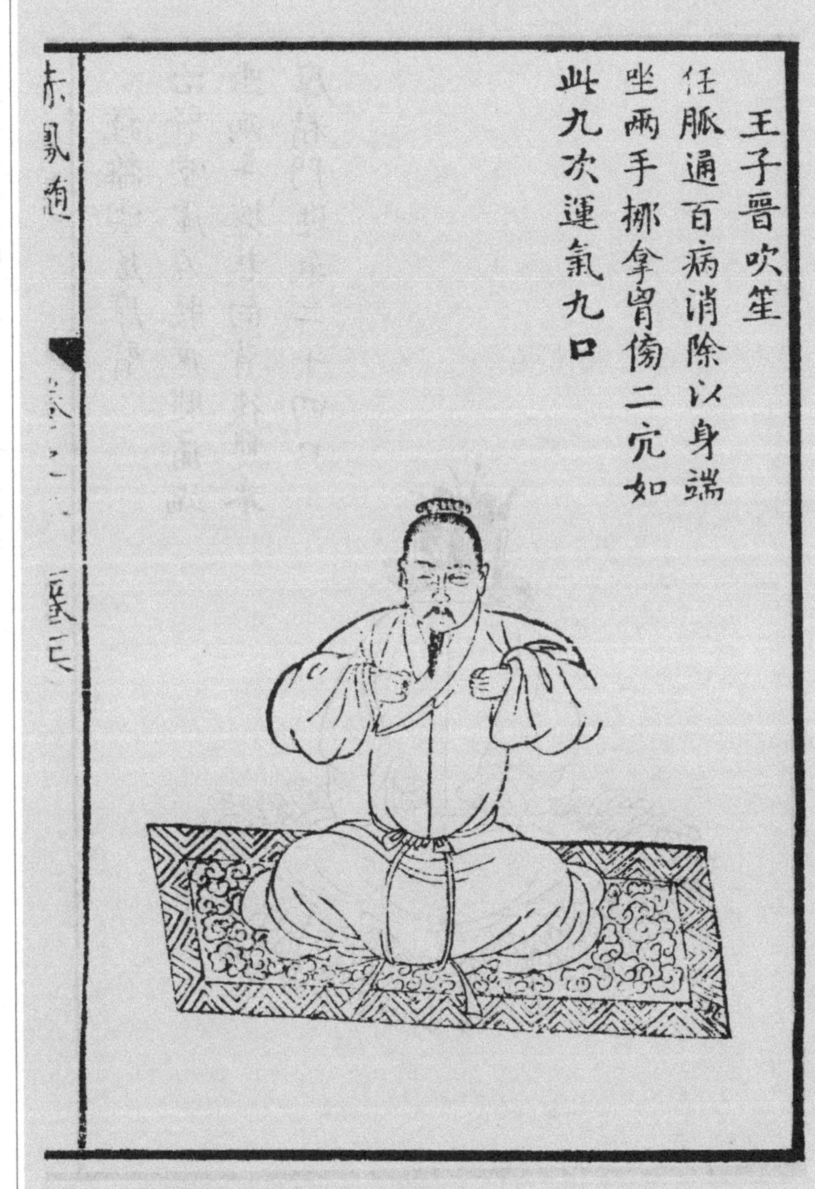
王子晉吹笙
任脈通百病消除以身端
坐兩手挪拿胷傍二穴如
此九次運氣九口
赤鳳髓

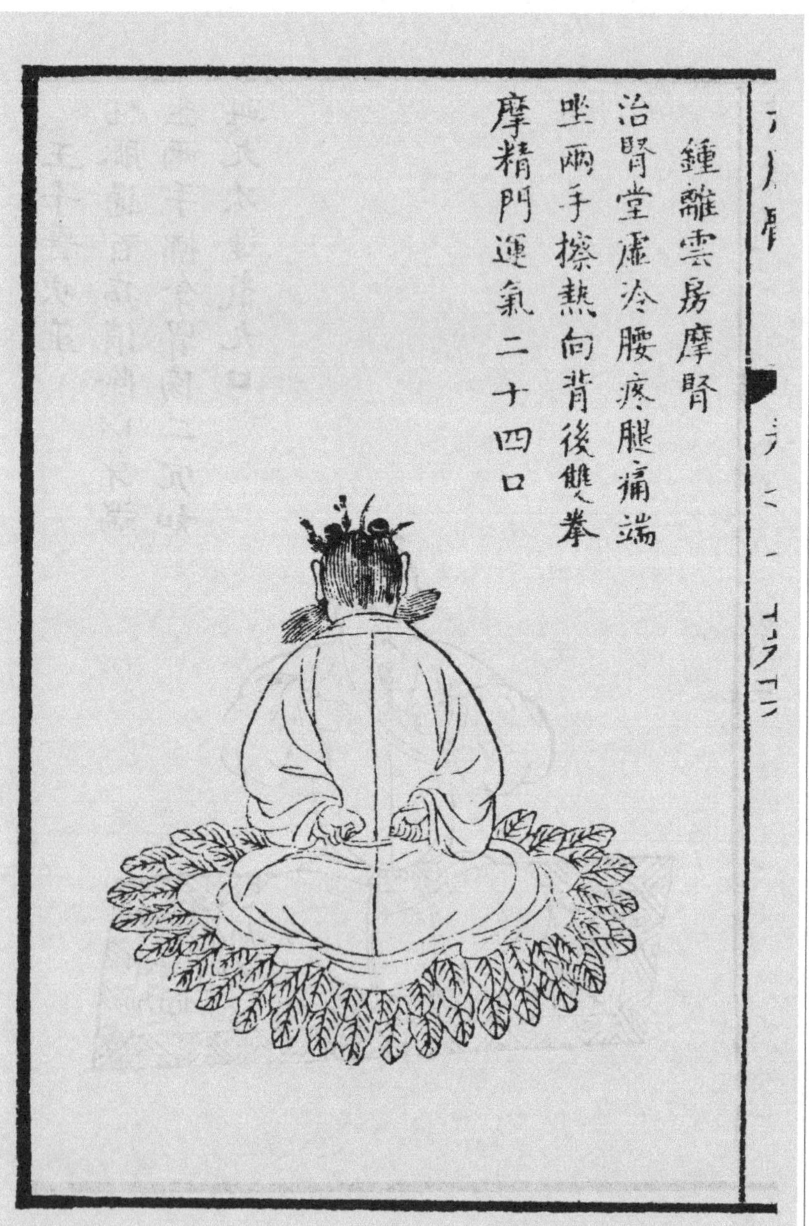

鍾離雲房摩腎

治腎堂虛冷腰疼腿痛端坐兩手擦熱向背後雙拳摩精門運氣二十四口

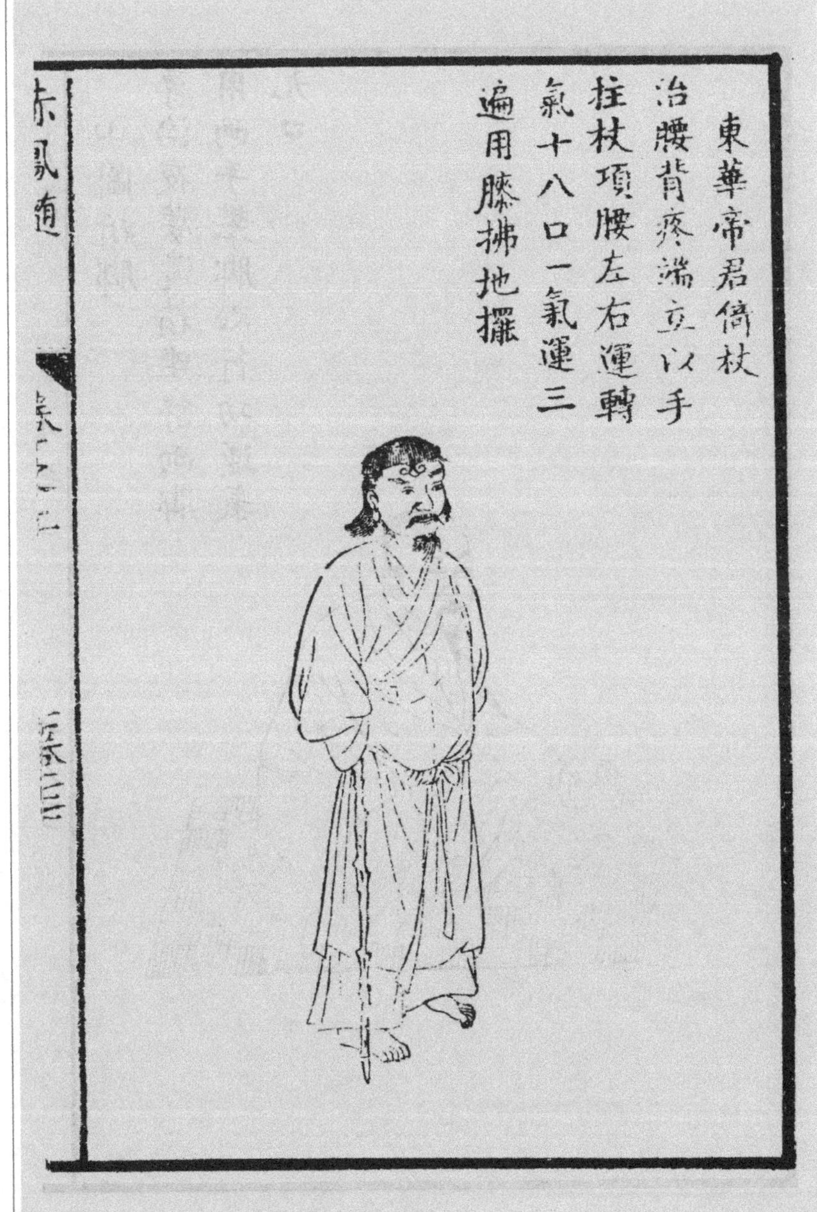
東華帝君倚杖
治腰背疼端立以手
拄杖項腰左右運轉
氣十八口一氣運三
遍用膝拂地擺
赤鳳髓

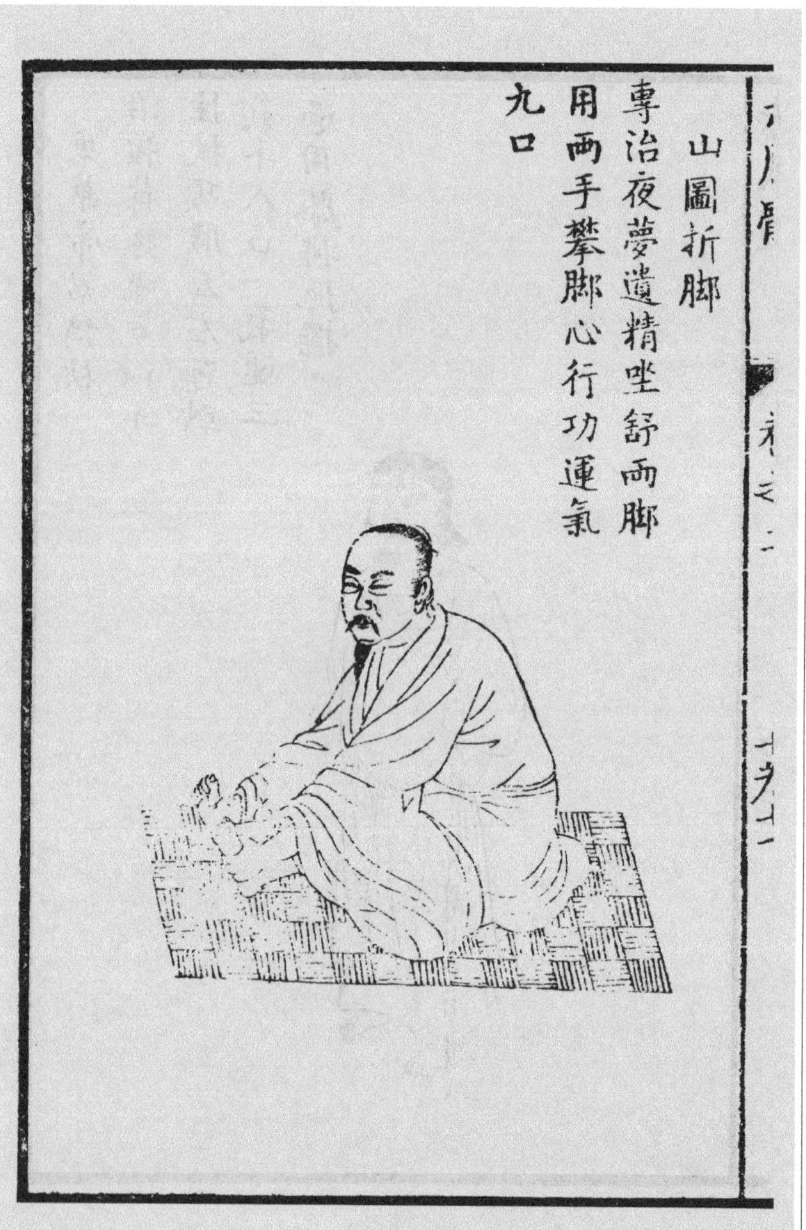
山圖折脚
專治夜夢遺精坐舒兩脚
用兩手攀脚心行功運氣
九口

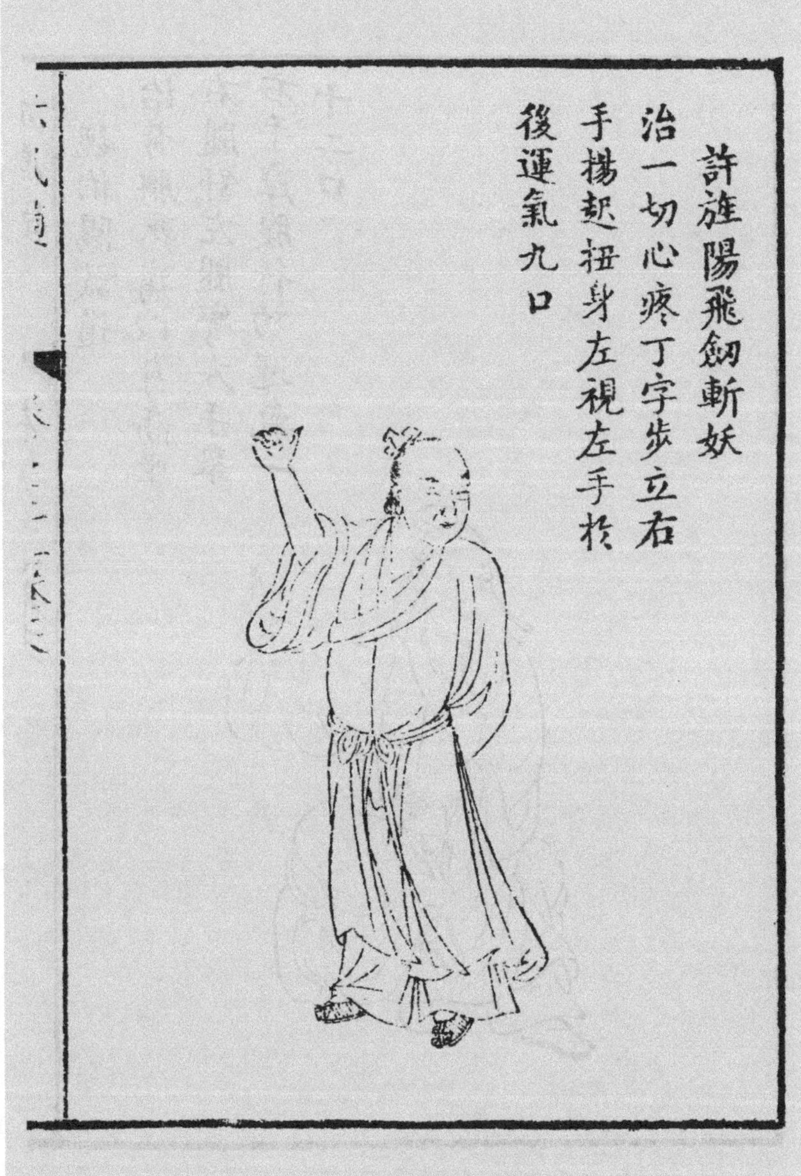
許旌陽飛劍斬妖
治一切心疼丁字步立右
手揚起扭身左視左手於
後運氣九口

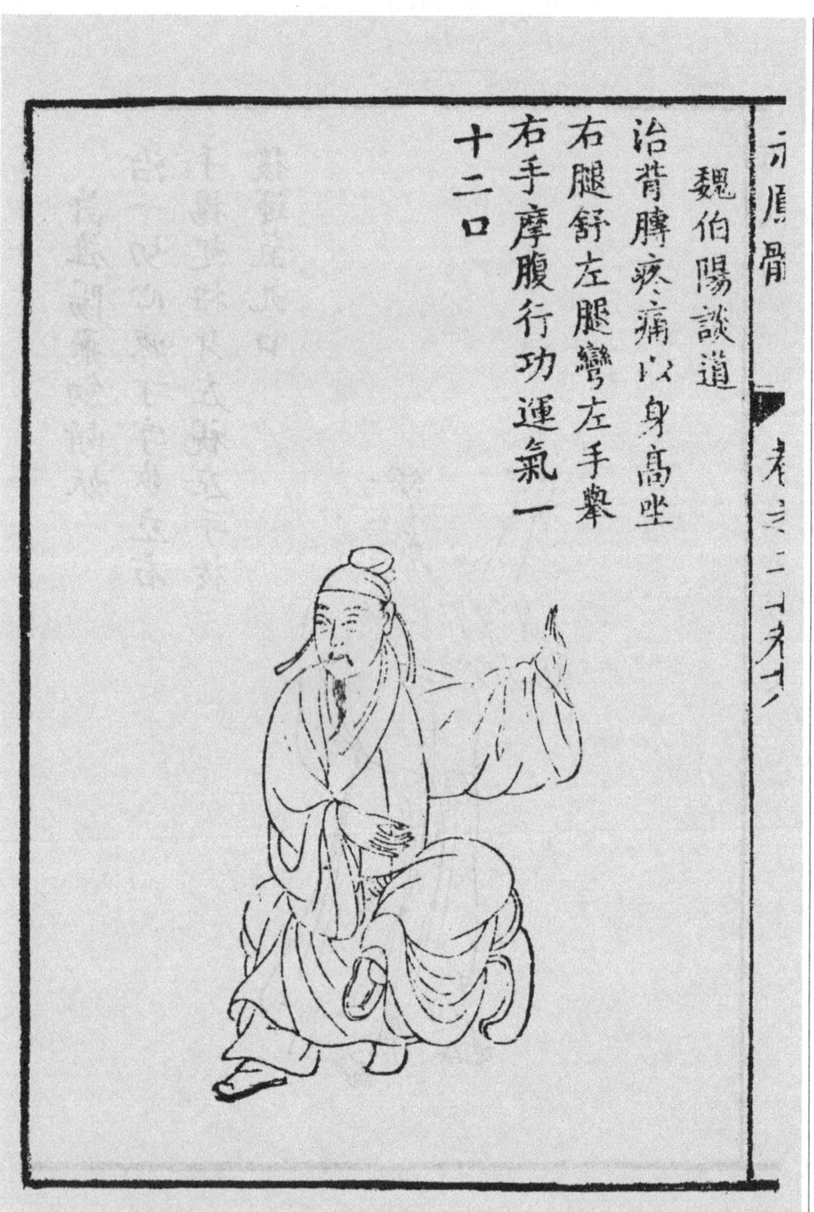

赤鳳髓　卷之二
魏伯陽談道
治背膊疼痛以身高坐
右腿舒左腿彎左手舉
右手摩腹行功運氣一
十二口

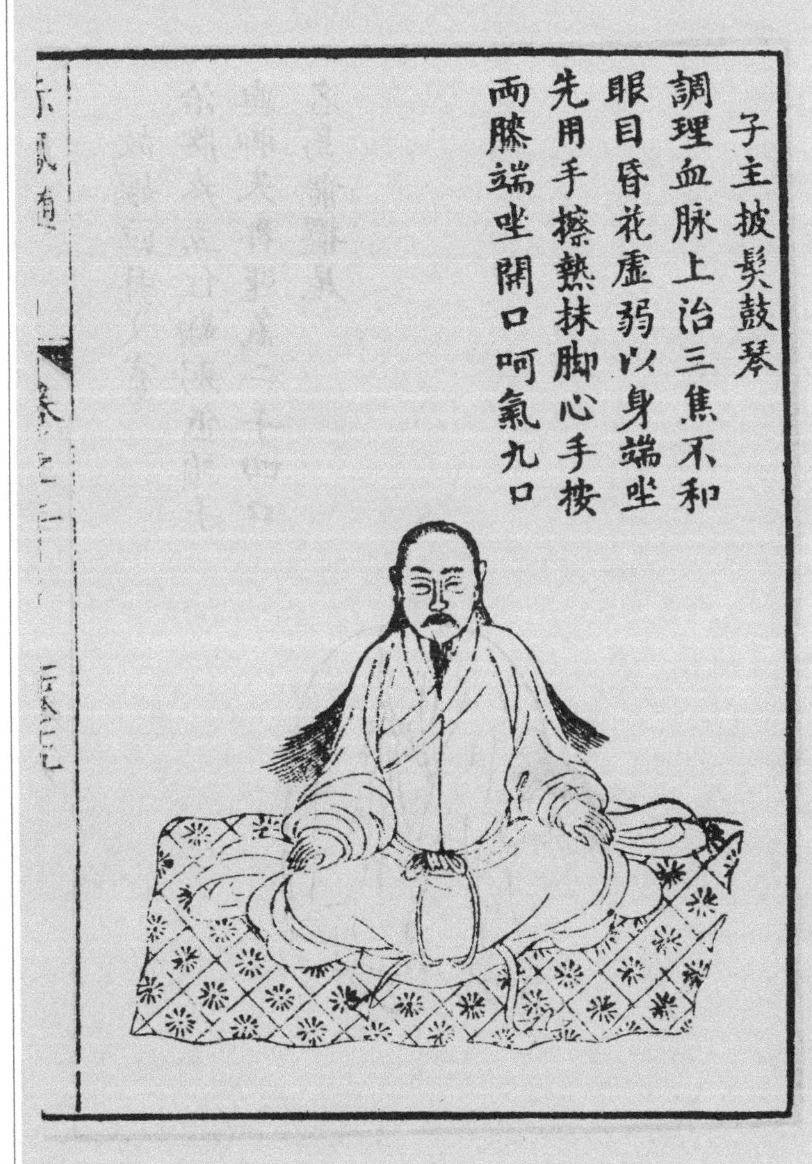
子主披髮鼓琴
調理血脉上治三焦不和
眼目昏花虛弱以身端坐
先用手擦熱抹脚心手按
兩膝端坐開口呵氣九口

故嫗泣拜文賓

治腰疼立住鞠躬低頭手

與脚齊運氣二十四口

名烏龍擺尾

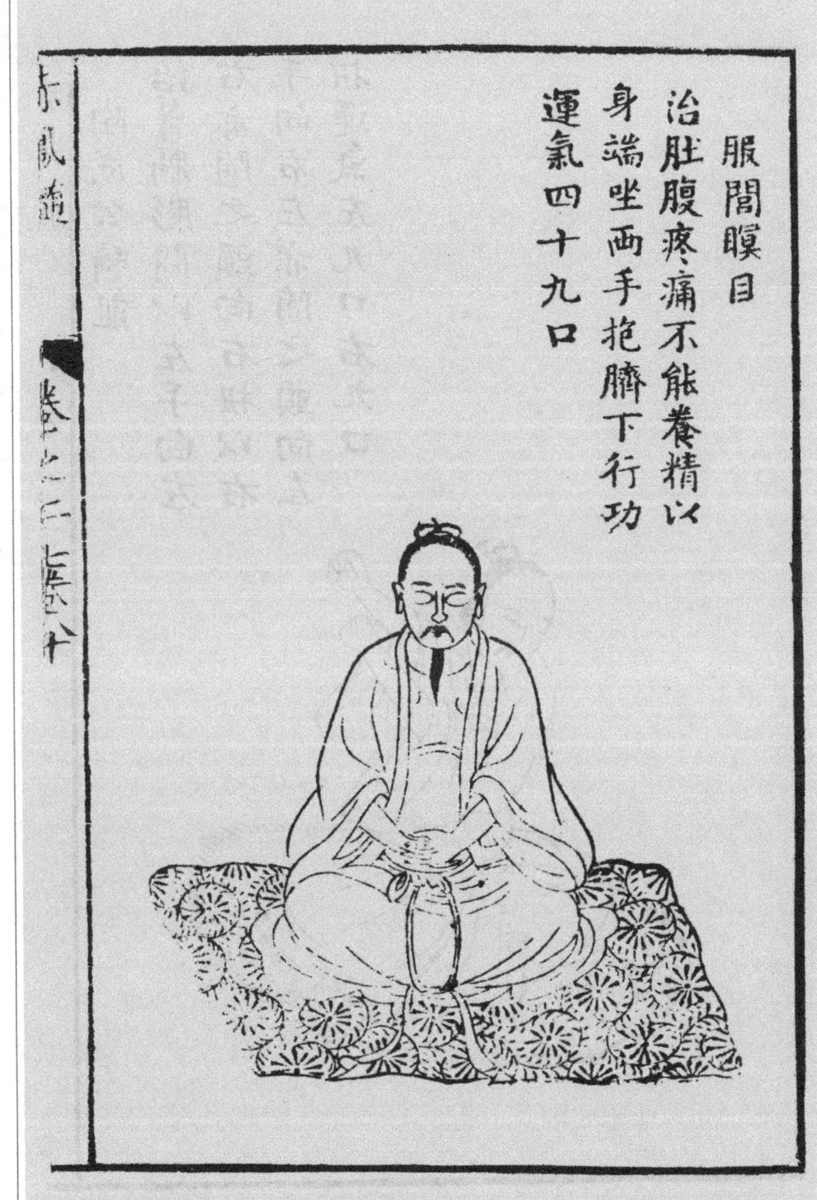
服閭瞑目
治肚腹疼痛不能養精以
身端坐兩手抱臍下行功
運氣四十九口
赤鳳髓
卷之二

陶成公騎龍

治胸膈膨悶以左手向左右亦隨之頭向右扭以右手向右左亦隨之頭向左扭運氣左九口右九口

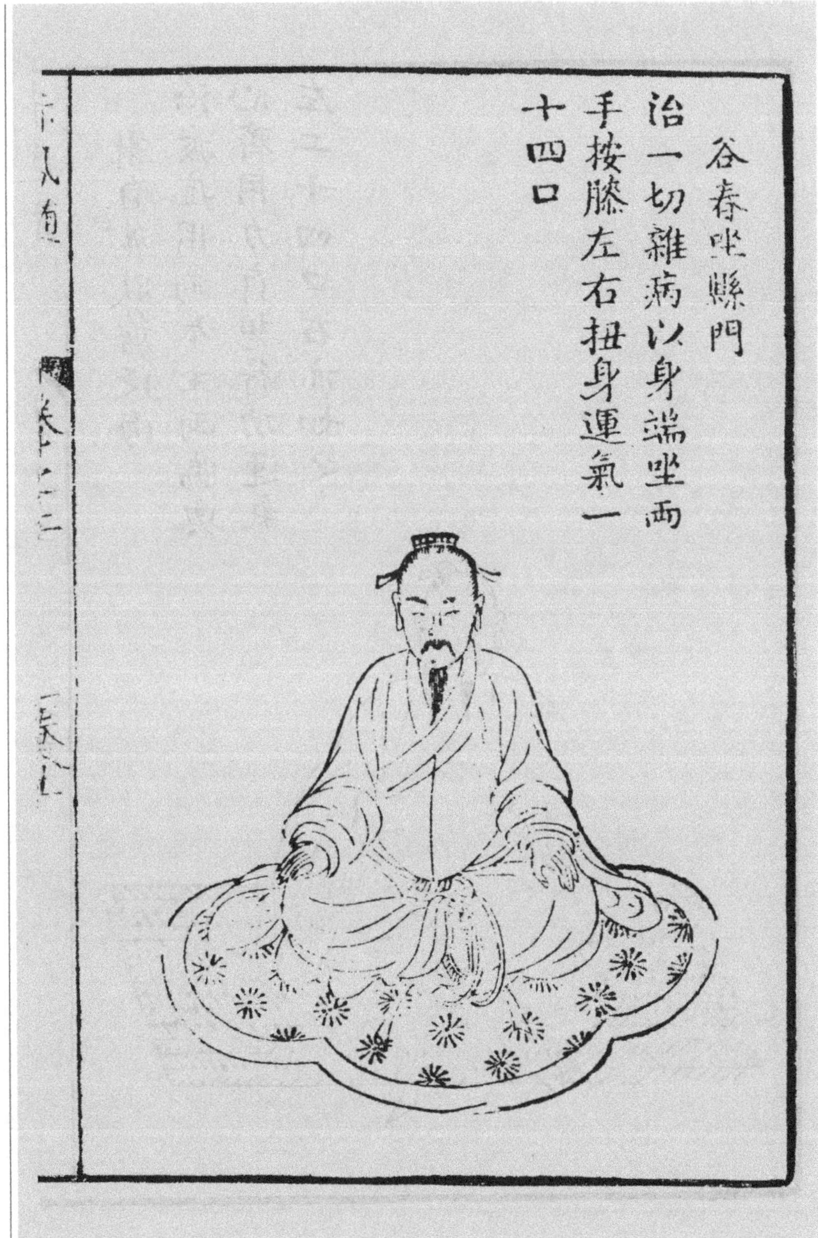
谷春坐縣門
治一切雜病以身端坐兩
手按膝左右扭身運氣一
十四口

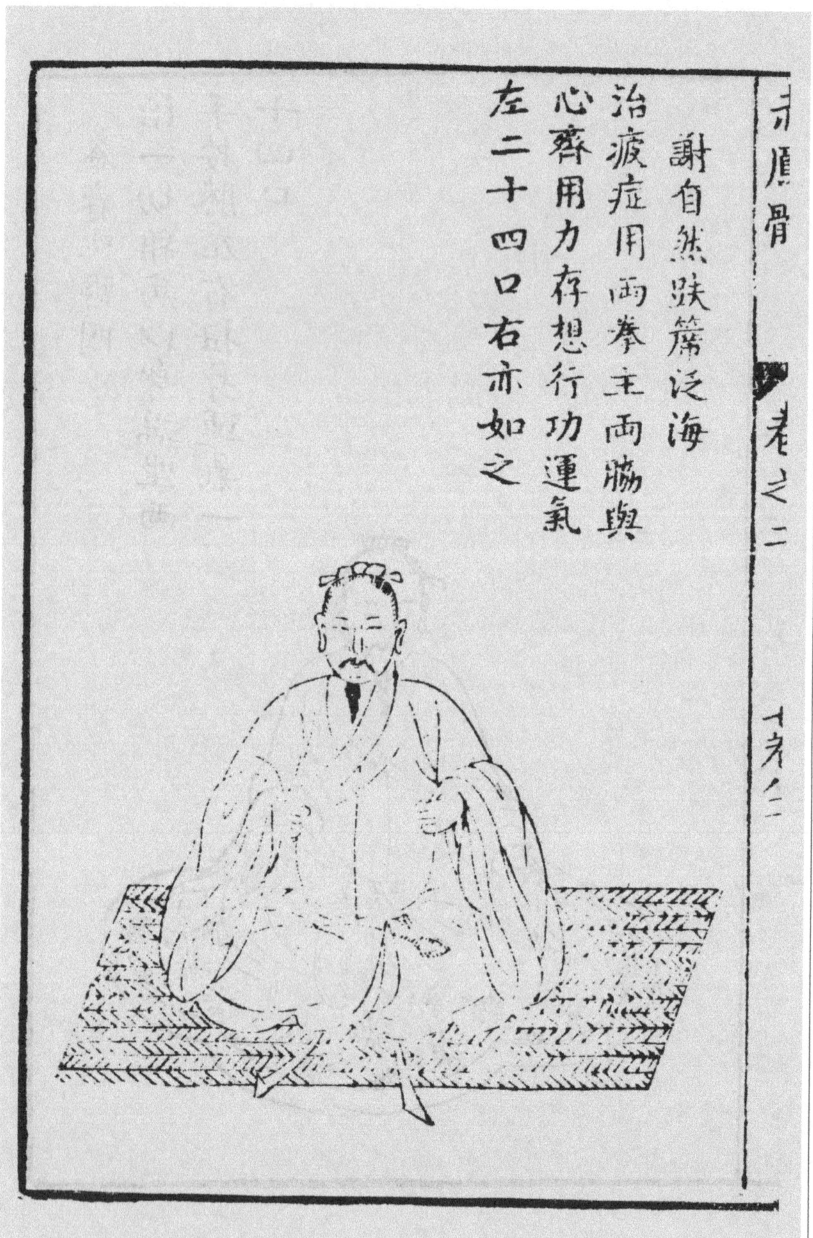
謝自然跦簾泛海
治瘕症用兩拳主兩脇與
心齊用力存想行功運氣
左二十四口右亦如之
赤鳳髓
卷之二

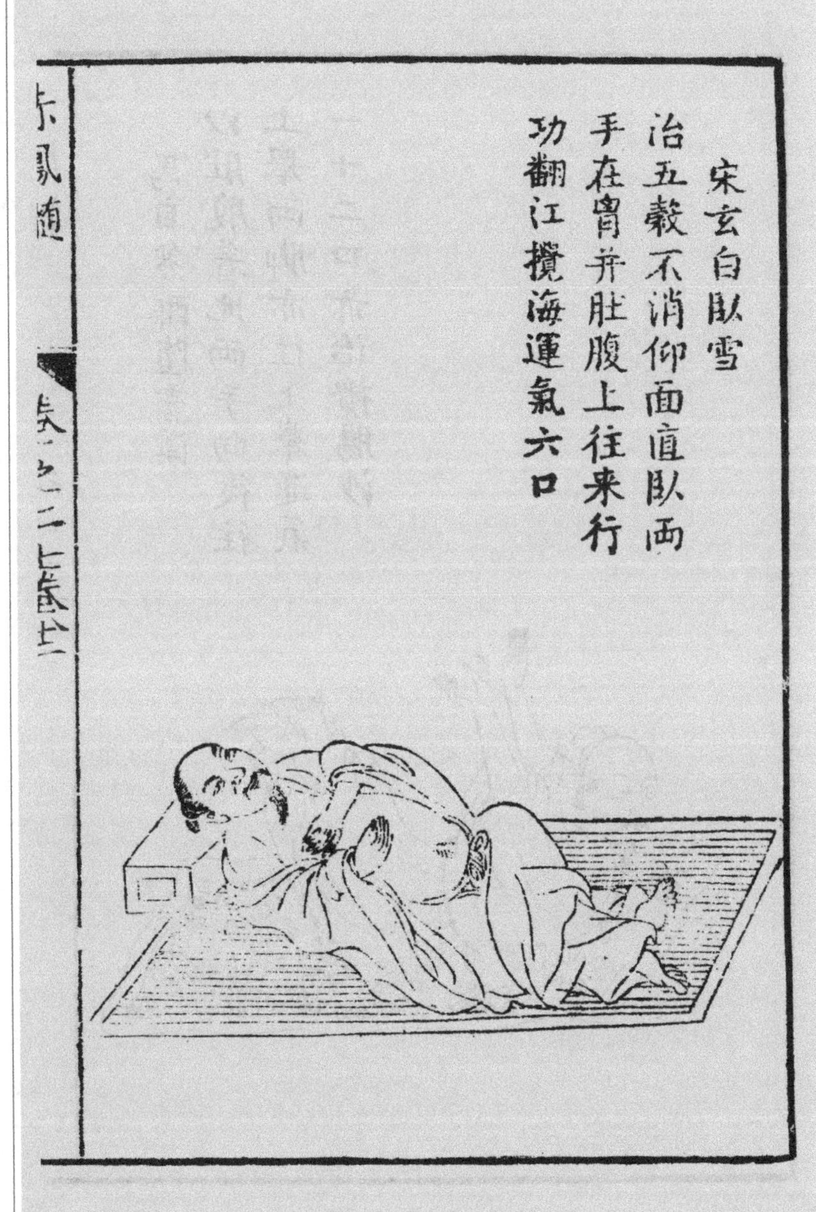
宋玄白臥雪
治五穀不消仰面直臥兩
手在胷并肚腹上往来行
功翻江攪海運氣六口
赤鳳髓

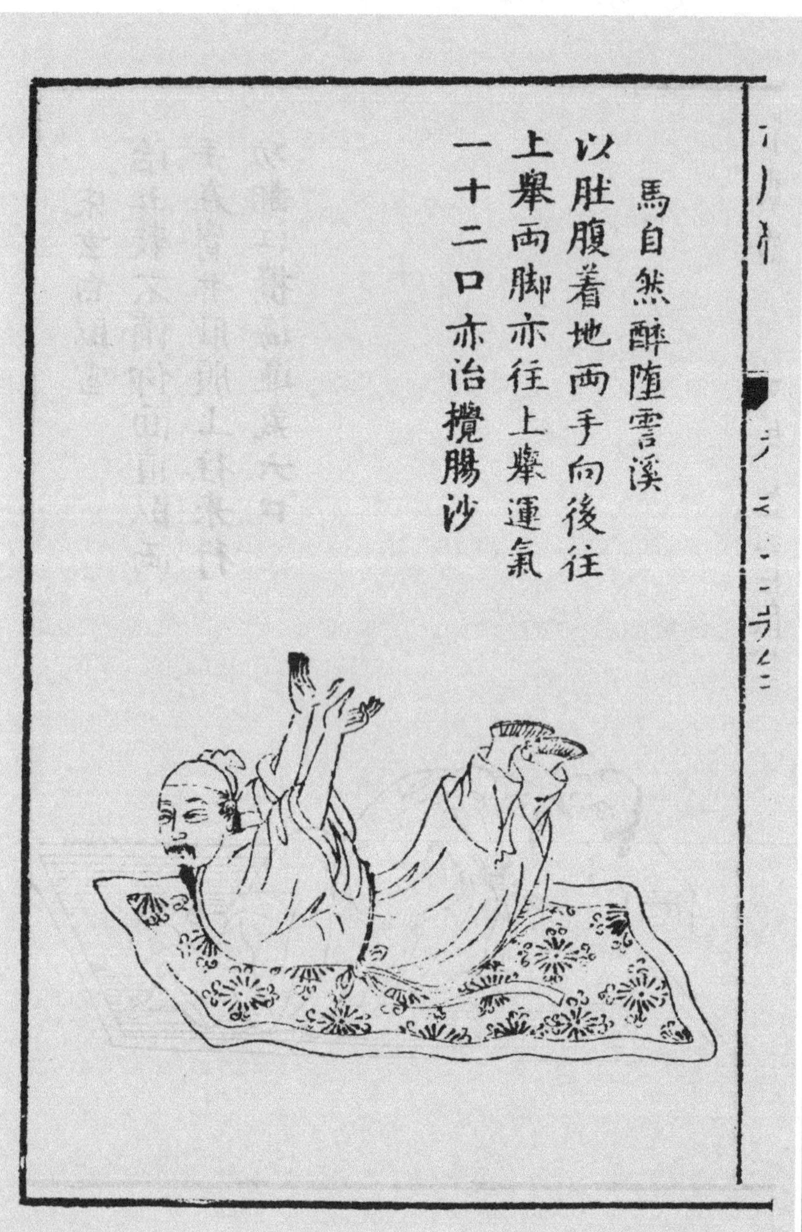

馬自然醉墮雲溪

以肚腹着地兩手向後往上舉兩脚亦往上舉運氣一十二口亦治攪腸沙

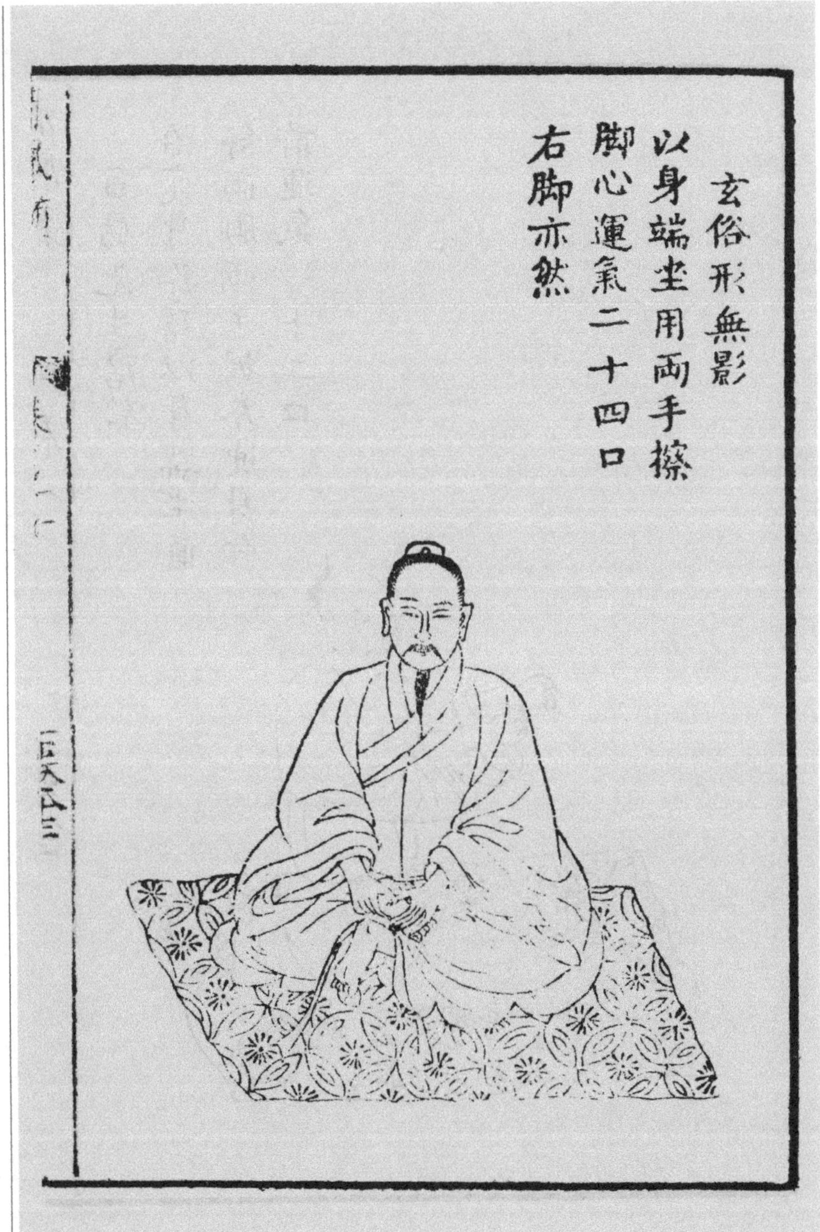
玄俗形無影
以身端坐用兩手擦
脚心運氣二十四口
右脚亦然

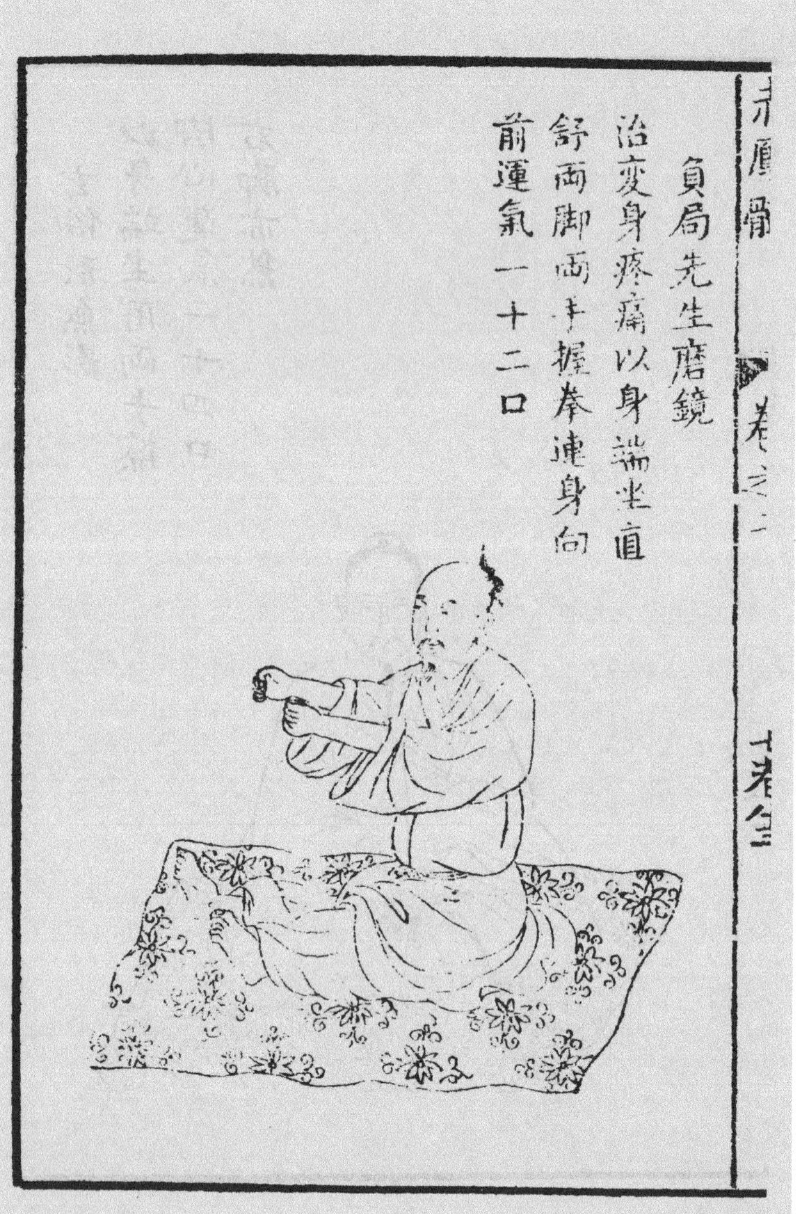

負局先生磨鏡

治遍身疼痛以身端坐直舒兩脚兩手握拳連身向前運氣一十二口

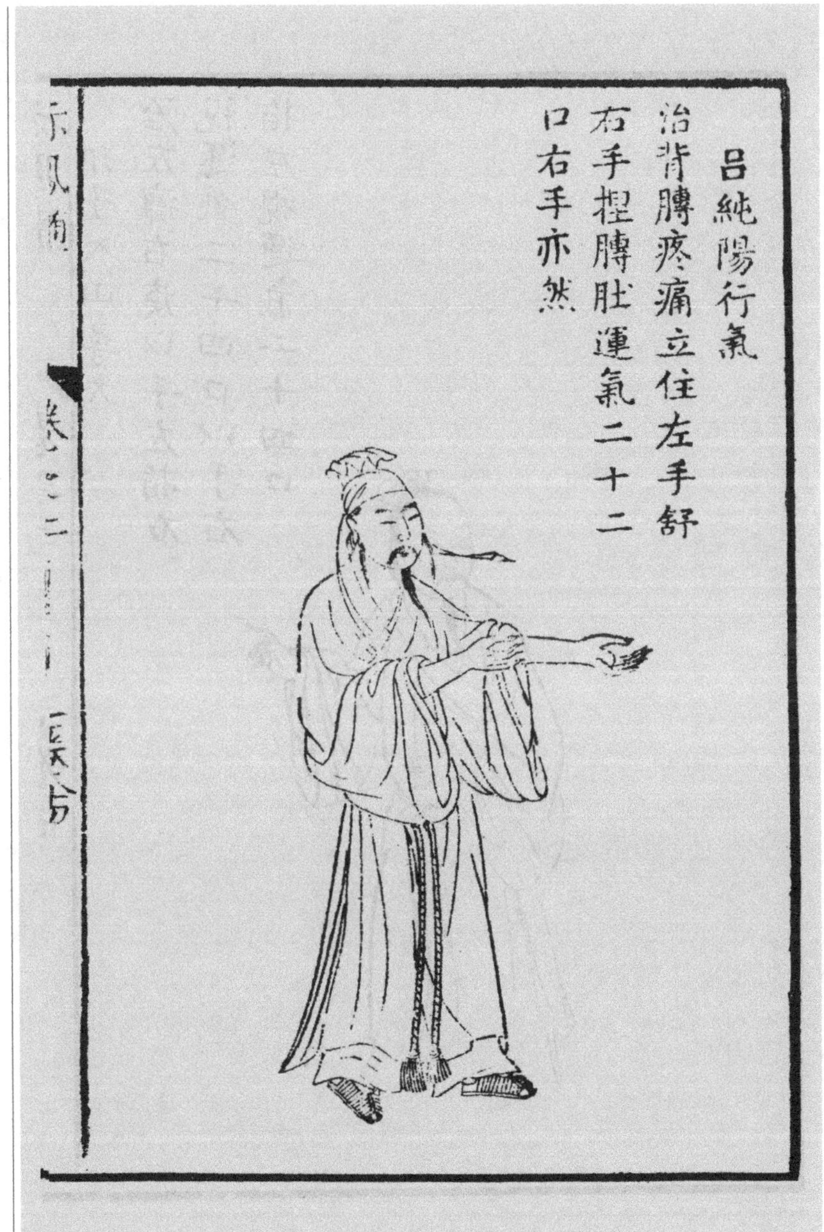
吕純陽行氣
治背膊疼痛立住左手舒
右手揑膊肚運氣二十二
口右手亦然

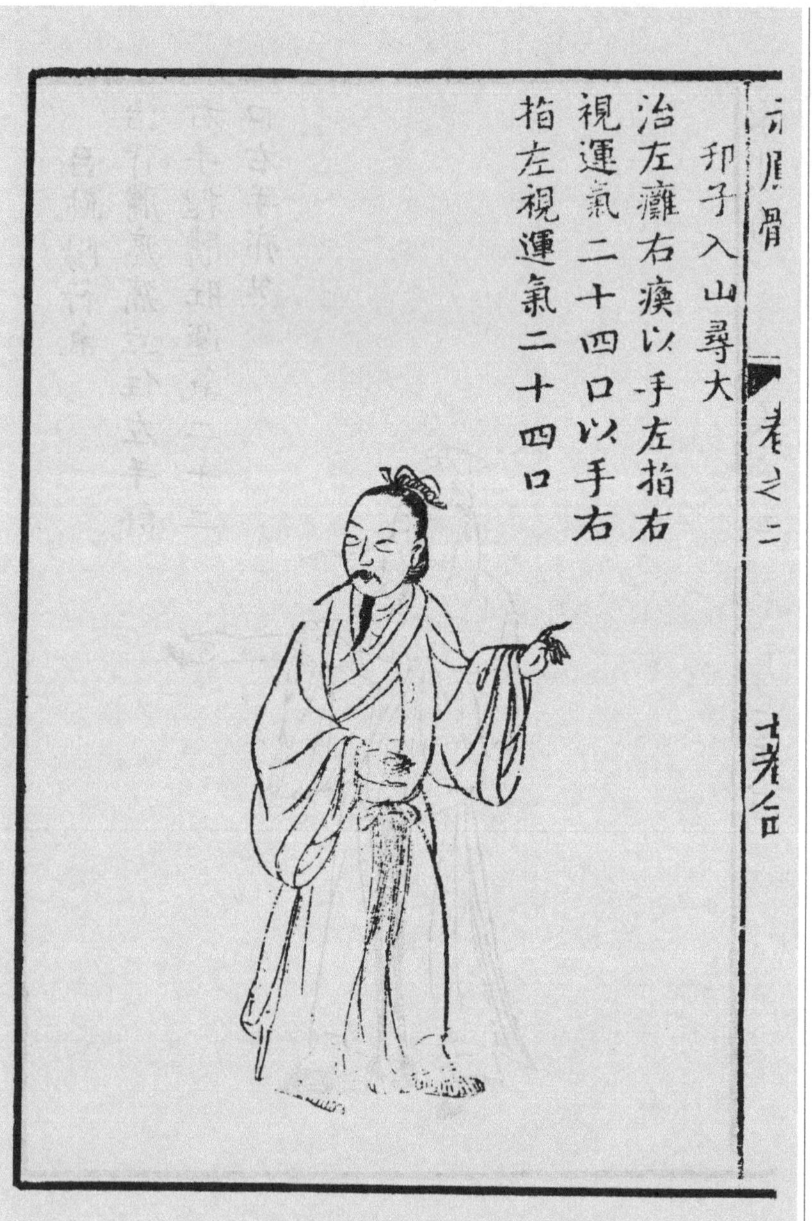

卭子入山尋大

治左癱右瘓以手左指右視運氣二十四口以手右指左視運氣二十四口

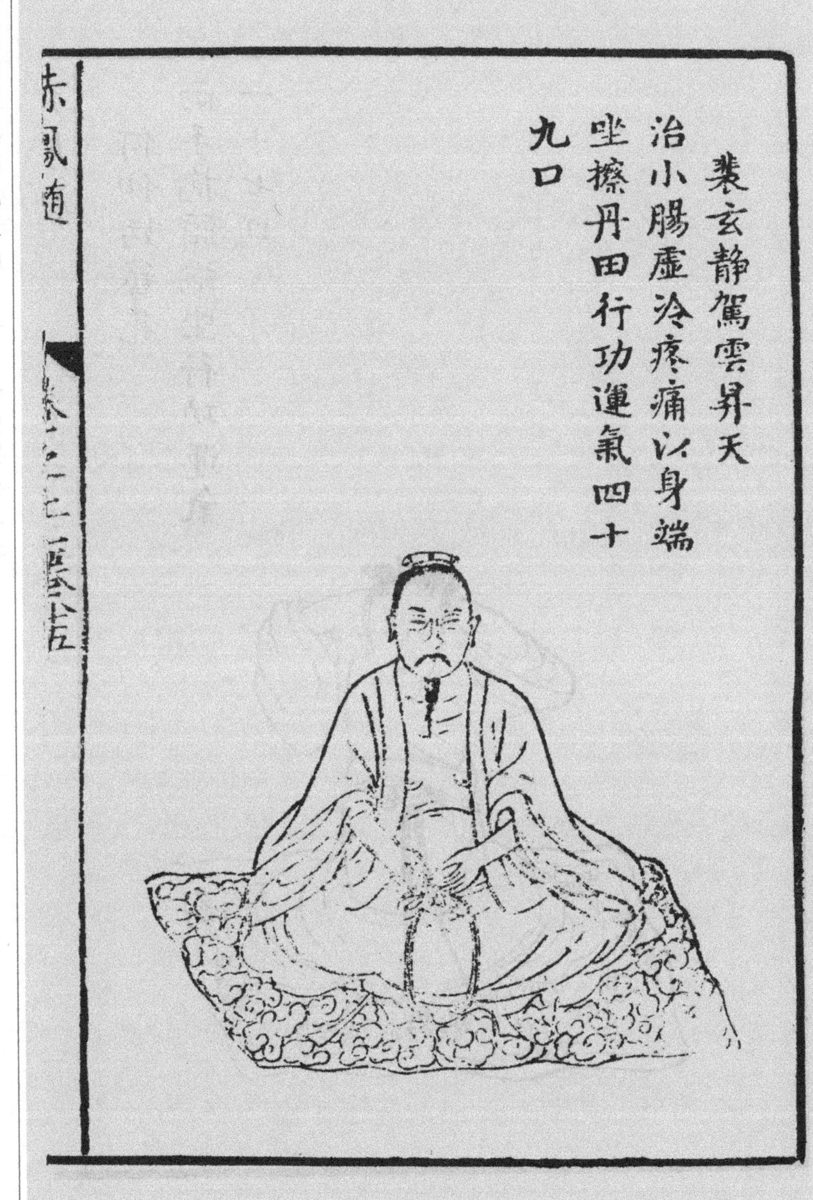
裴玄靜駕雲昇天
治小腸虛冷疼痛以身端
坐擦丹田行功運氣四十
九口
赤鳳髓

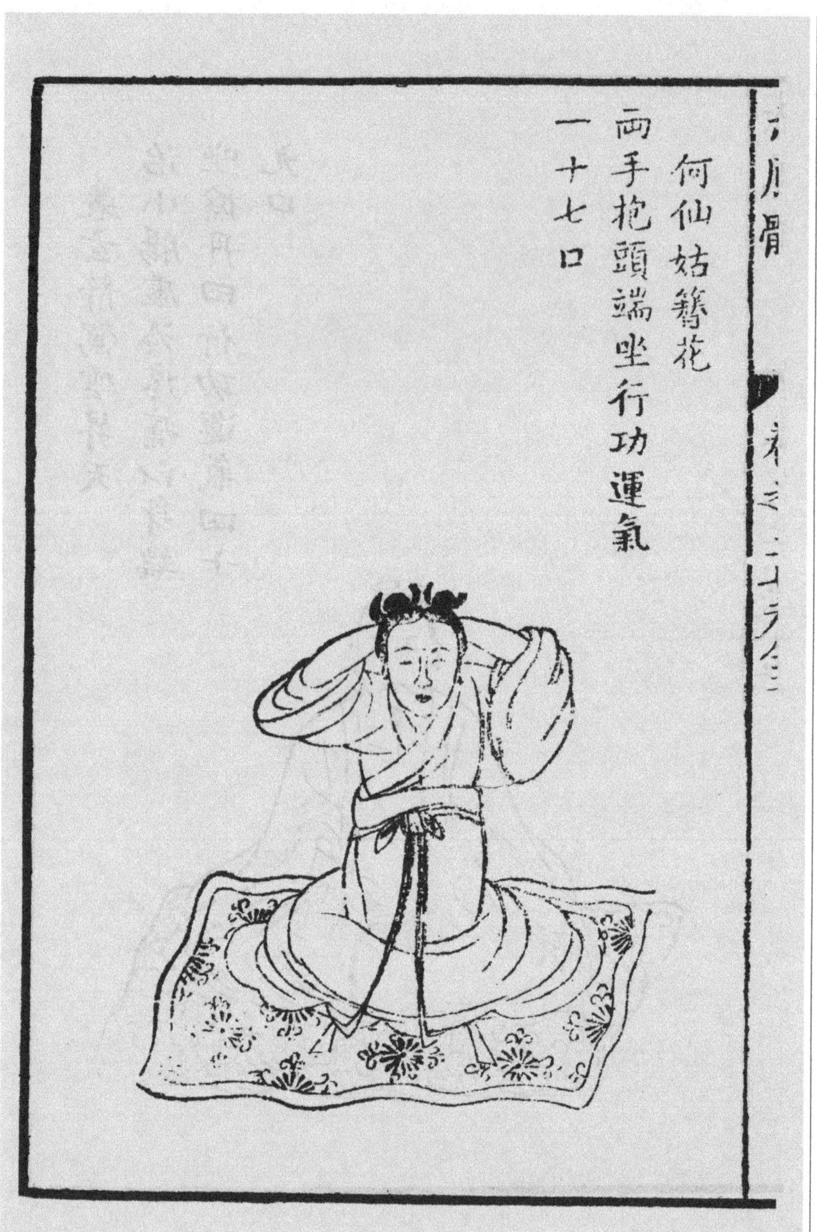
何仙姑簪花
兩手抱頭端坐行功運氣
一十七口

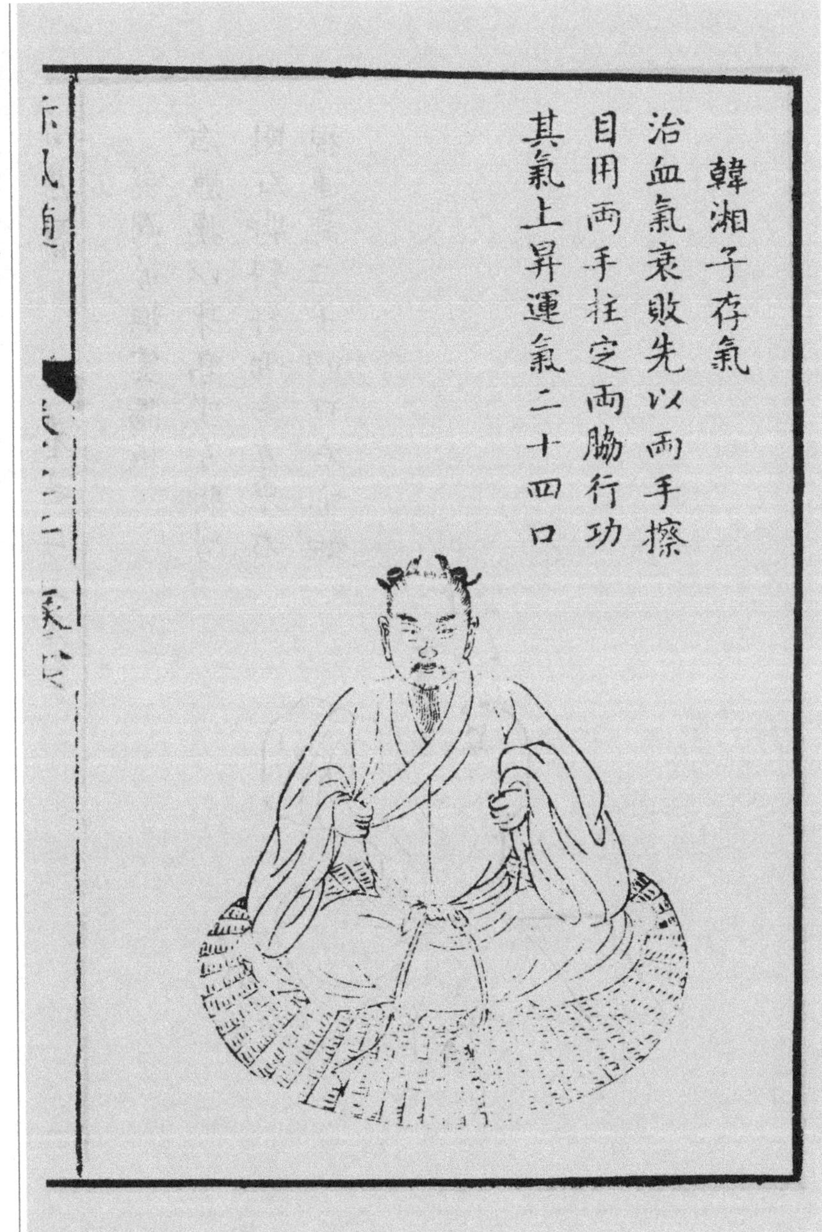
韓湘子存氣
治血氣衰敗先以兩手擦
目用兩手拄定兩脇行功
其氣上昇運氣二十四口

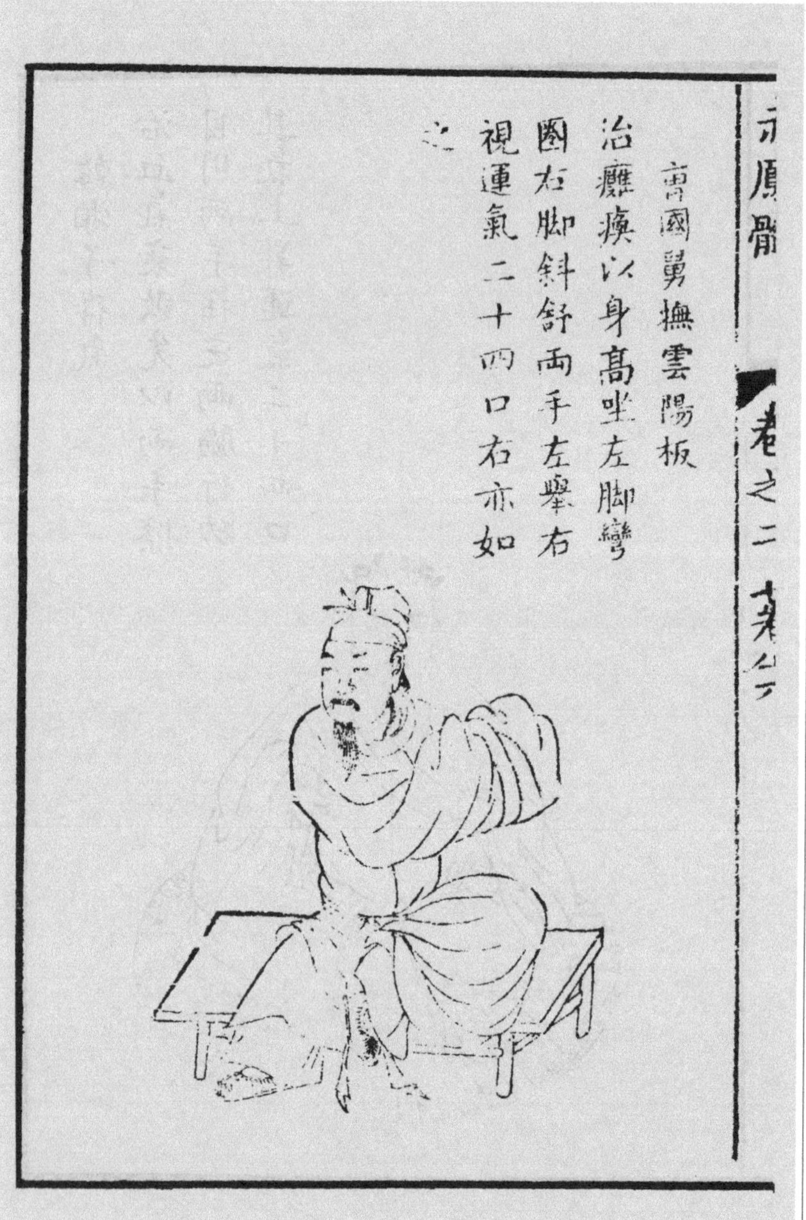
赤鳳髓　卷之二　葉八
齊國舅撫雲陽板
治癱瘓以身高坐左脚彎圈右脚斜舒兩手左舉右視運氣二十四口右亦如之

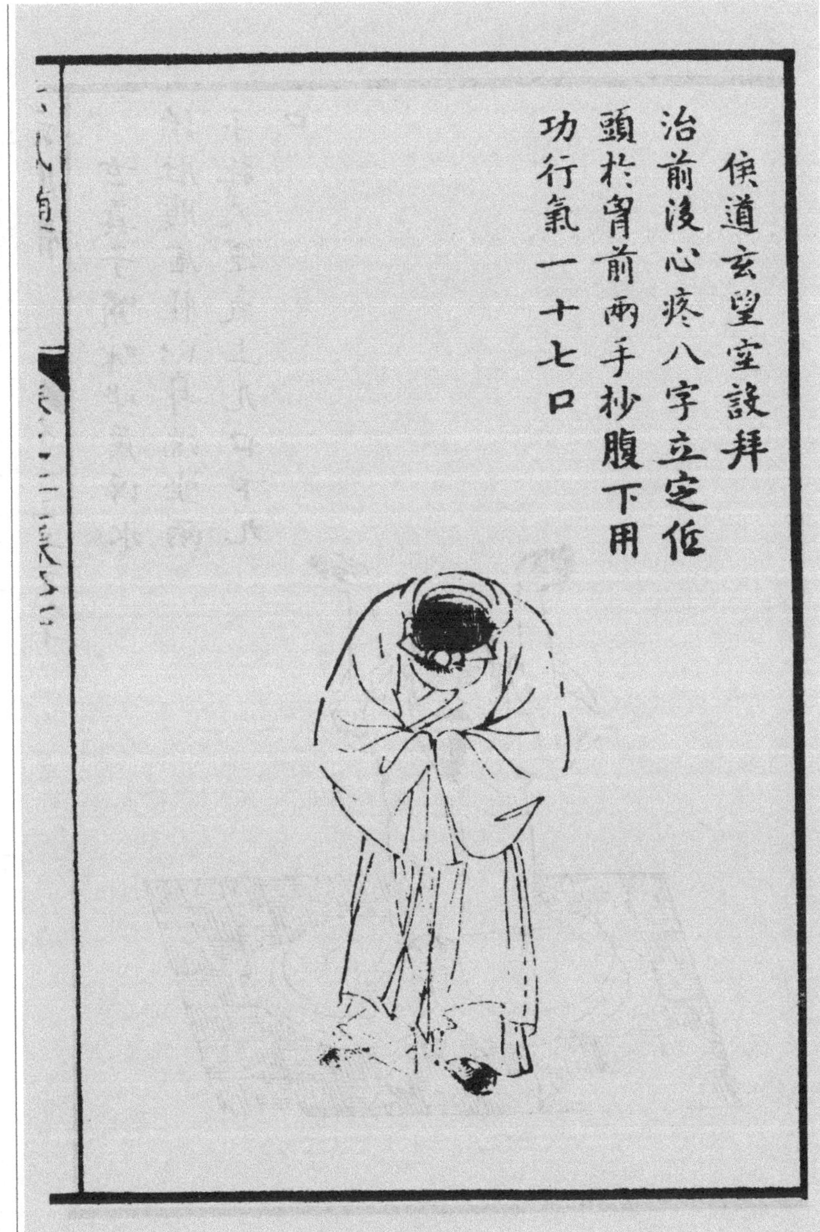

侯道玄望空設拜

治前後心疼八字立定低頭於胷前兩手抄腹下用功行氣一十七口

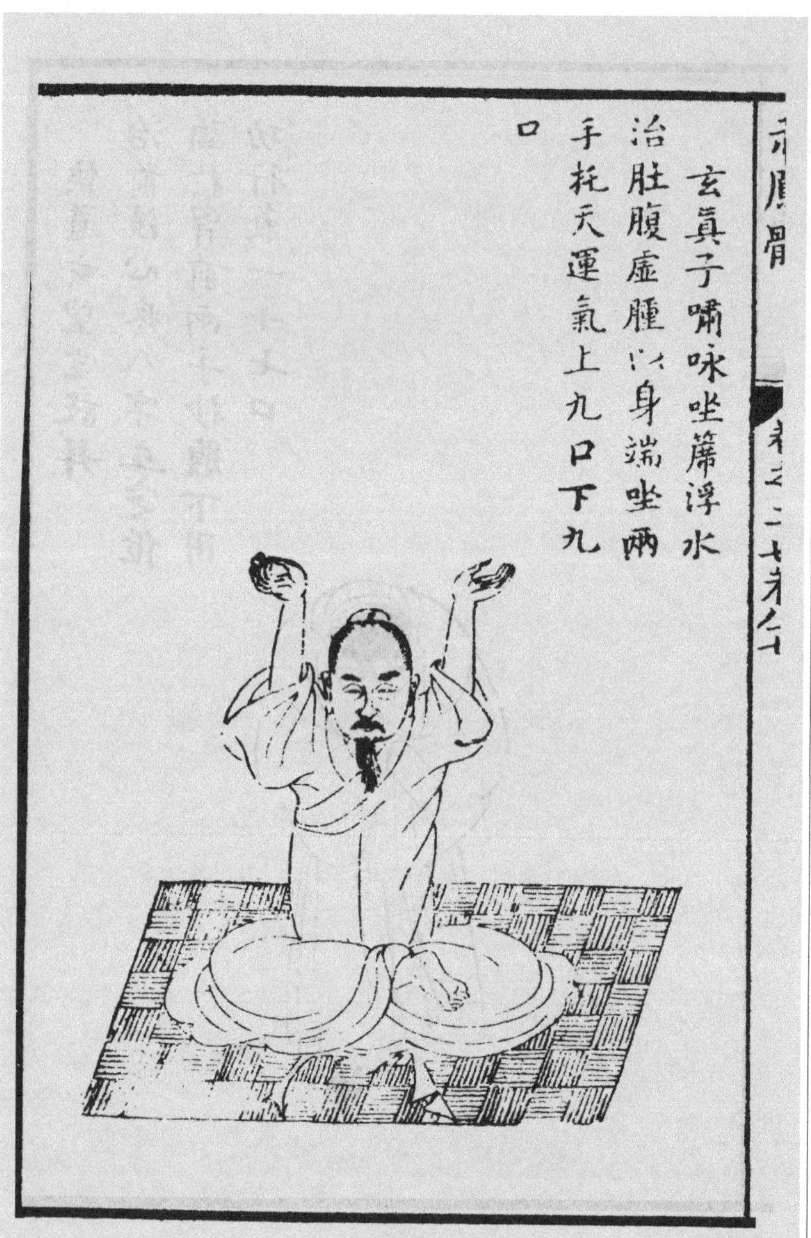

玄真子嘯咏坐席浮水

治肚腹虛腫以身端坐兩手托天運氣上九口下九口

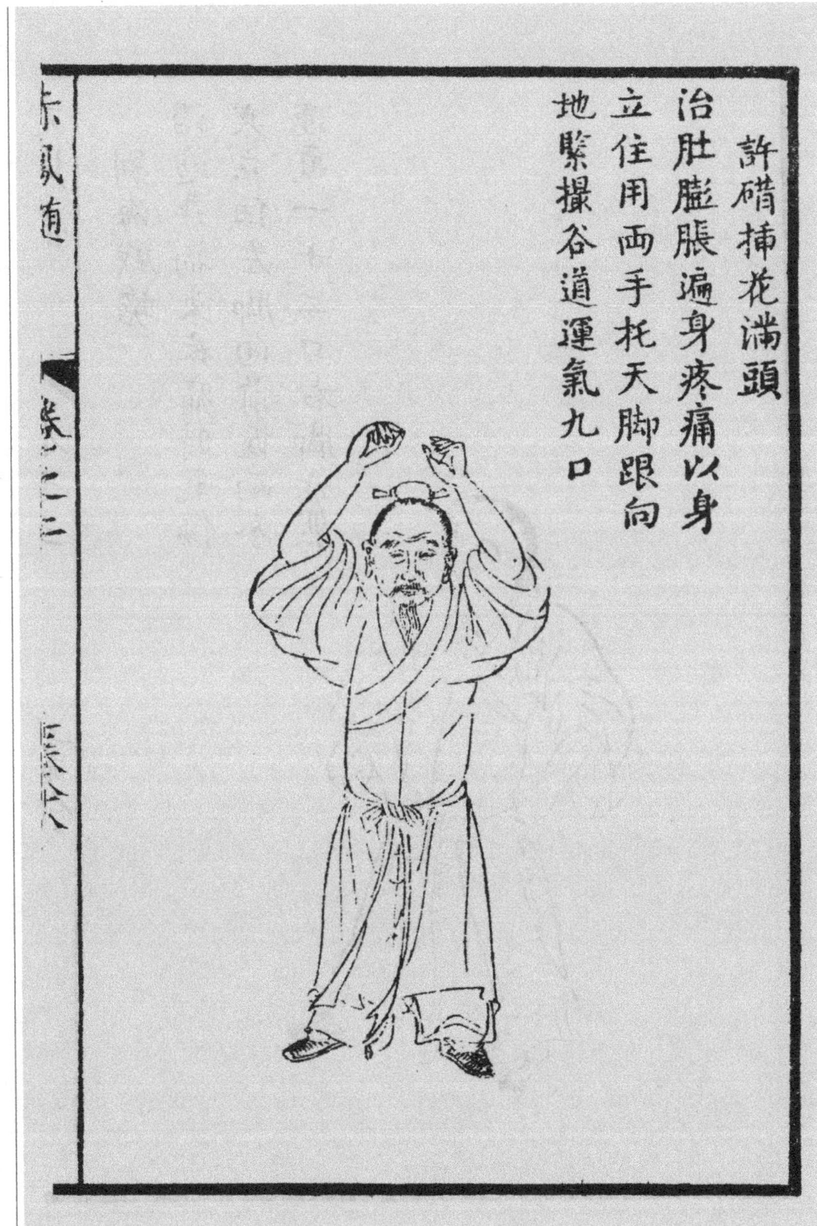

許碏插花滿頭

治肚膨脹遍身疼痛以身立住用两手托天脚跟向地緊撮谷道運氣九口

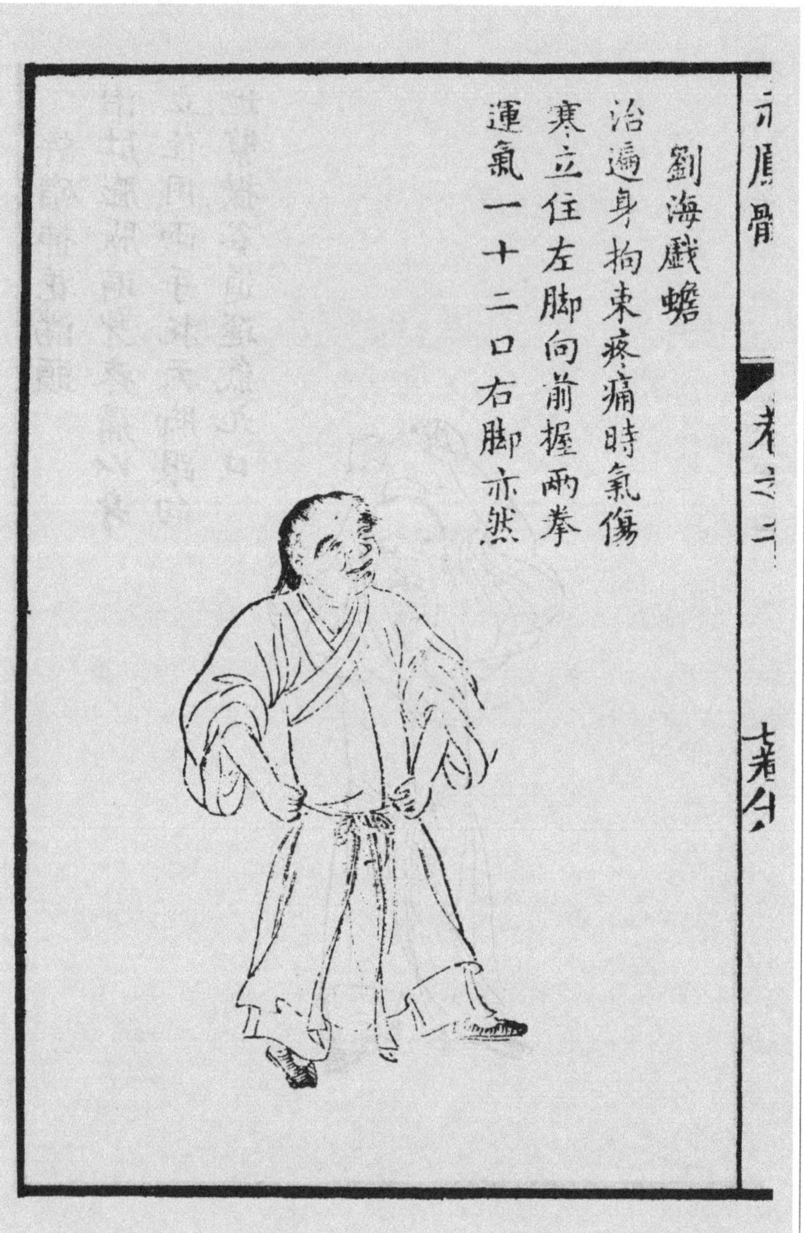

劉海戲蟾

治遍身拘束疼痛時氣傷寒立住左脚向前握兩拳運氣一十二口右脚亦然

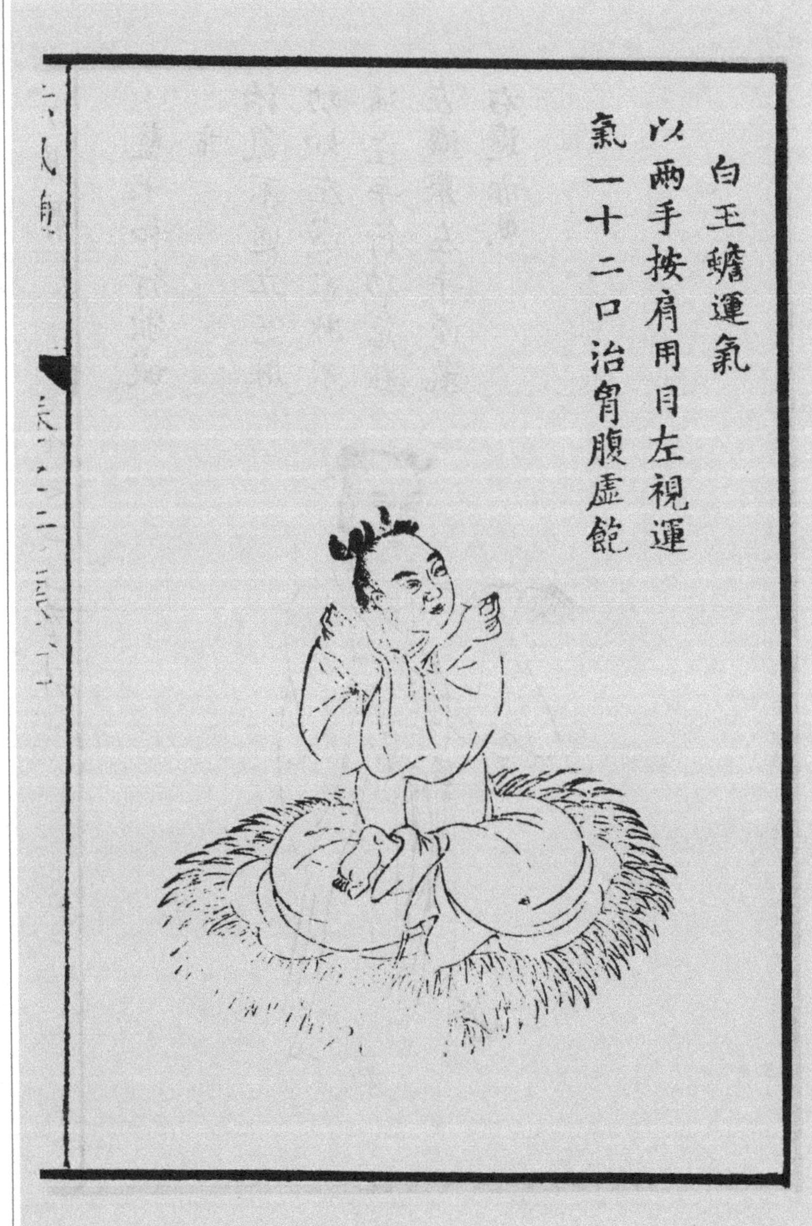
白玉蟾運氣
以兩手按肩用目左視運
氣一十二口治胷腹虛飽

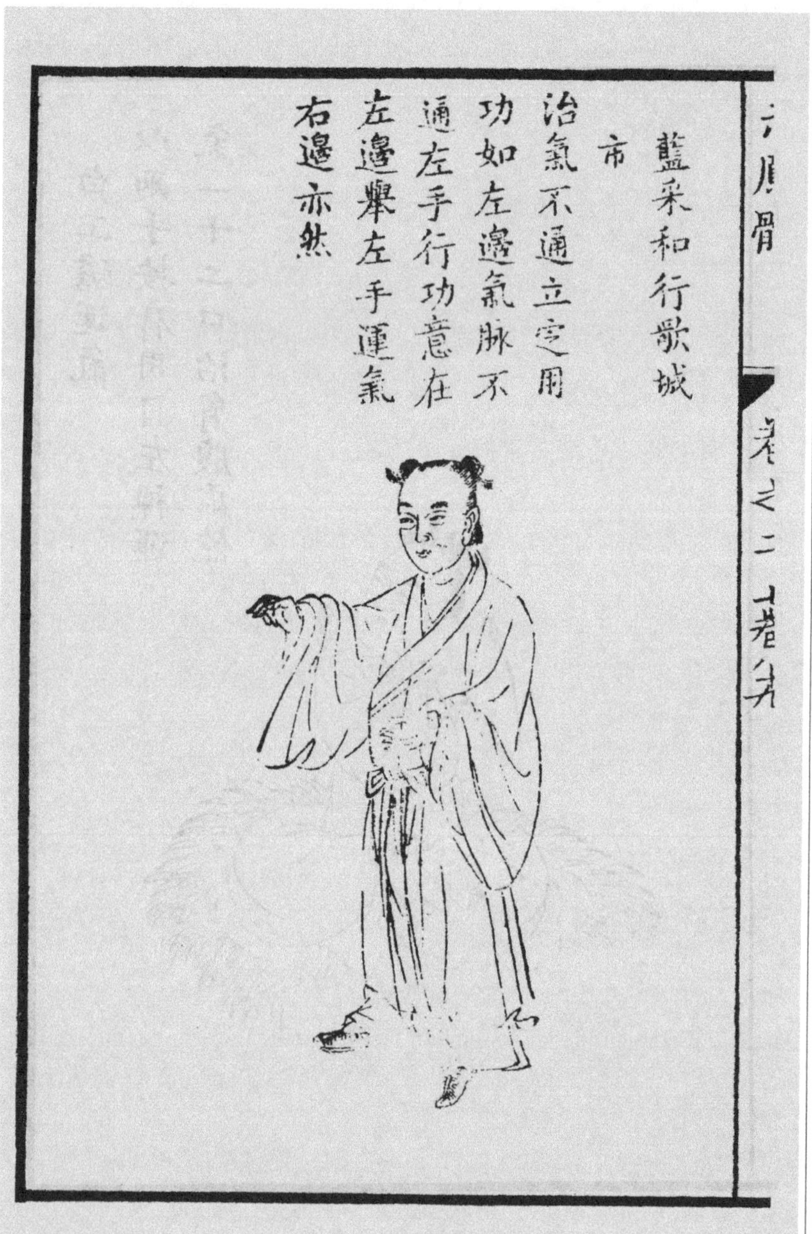

藍采和行歌城市

治氣不通立定用功如左邊氣脉不通左手行功意在左邊舉左手運氣右邊亦然

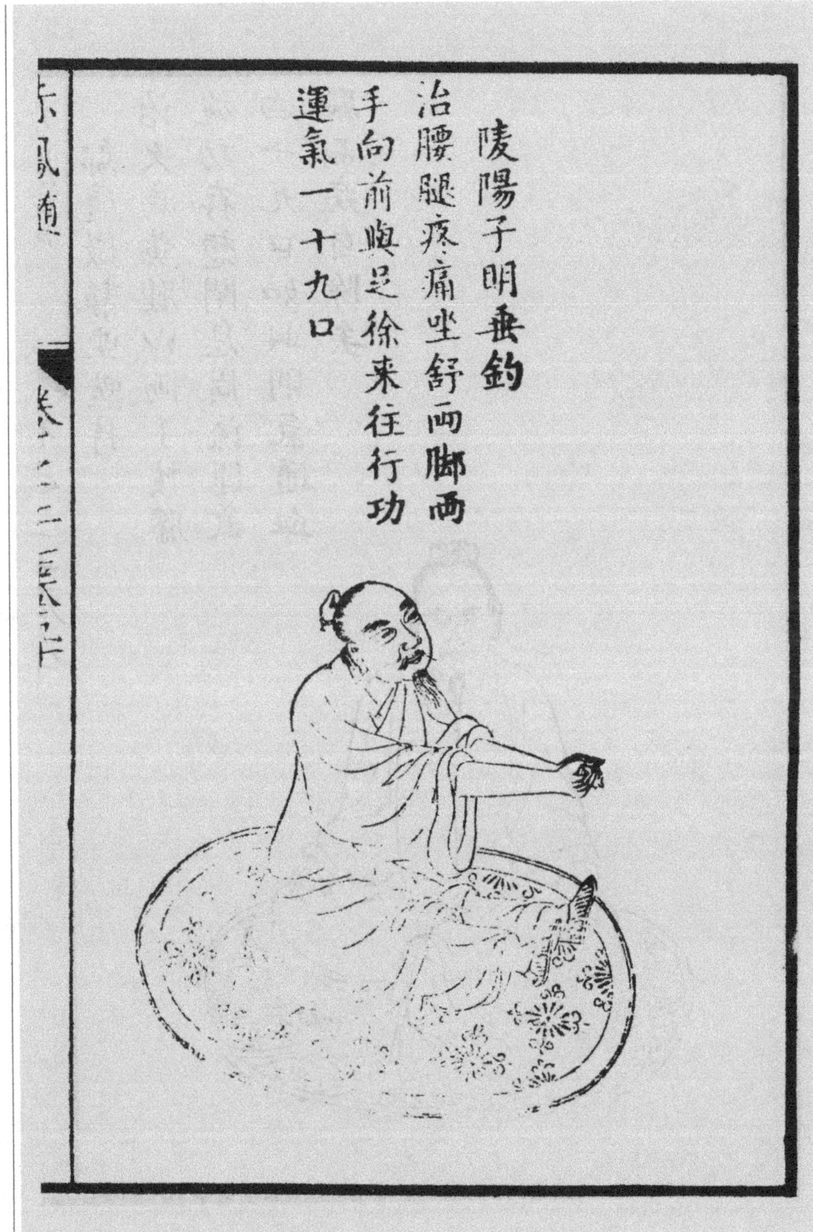
赤鳳髓
卷之二 二十三
陵陽子明垂釣
治腰腿疼痛坐舒兩脚兩
手向前與足徐來往行功
運氣一十九口

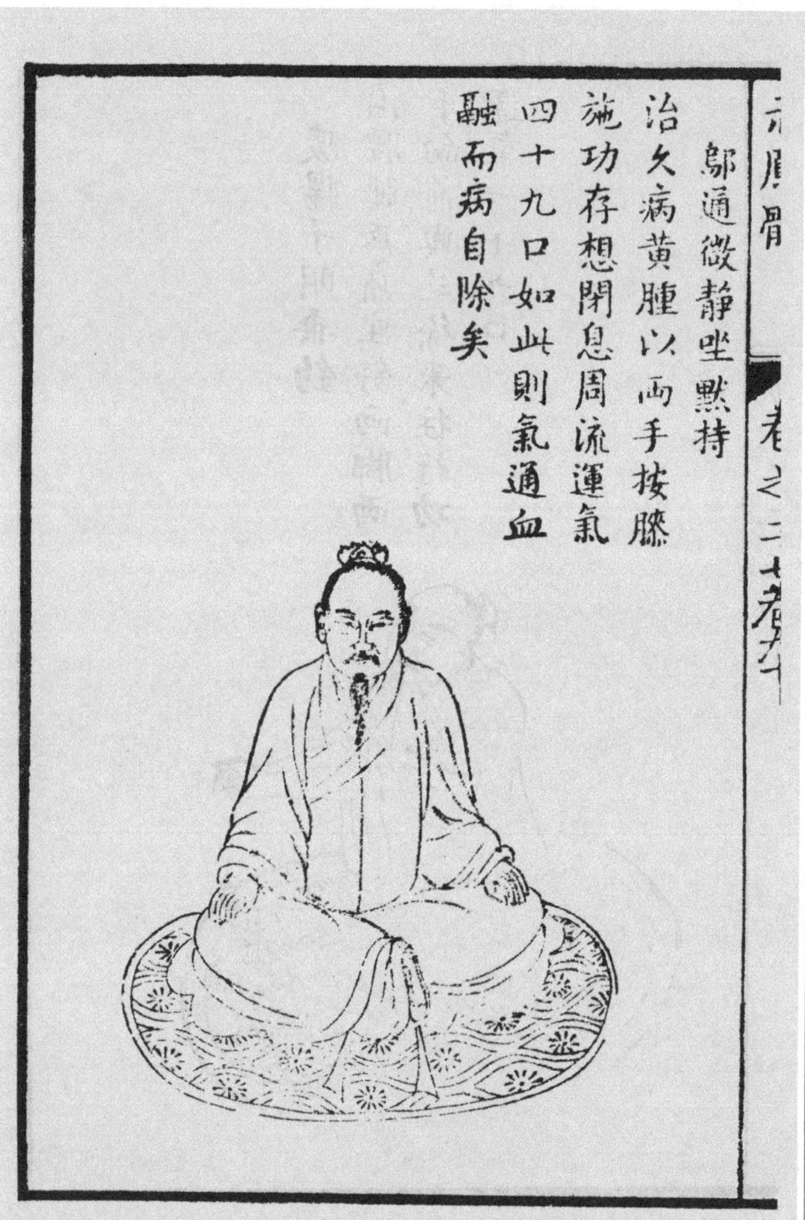
鄔通微靜坐默持
治久病黃腫以兩手按膝
施功存想閉息周流運氣
四十九口如此則氣通血
融而病自除矣
赤鳳髓
卷之二

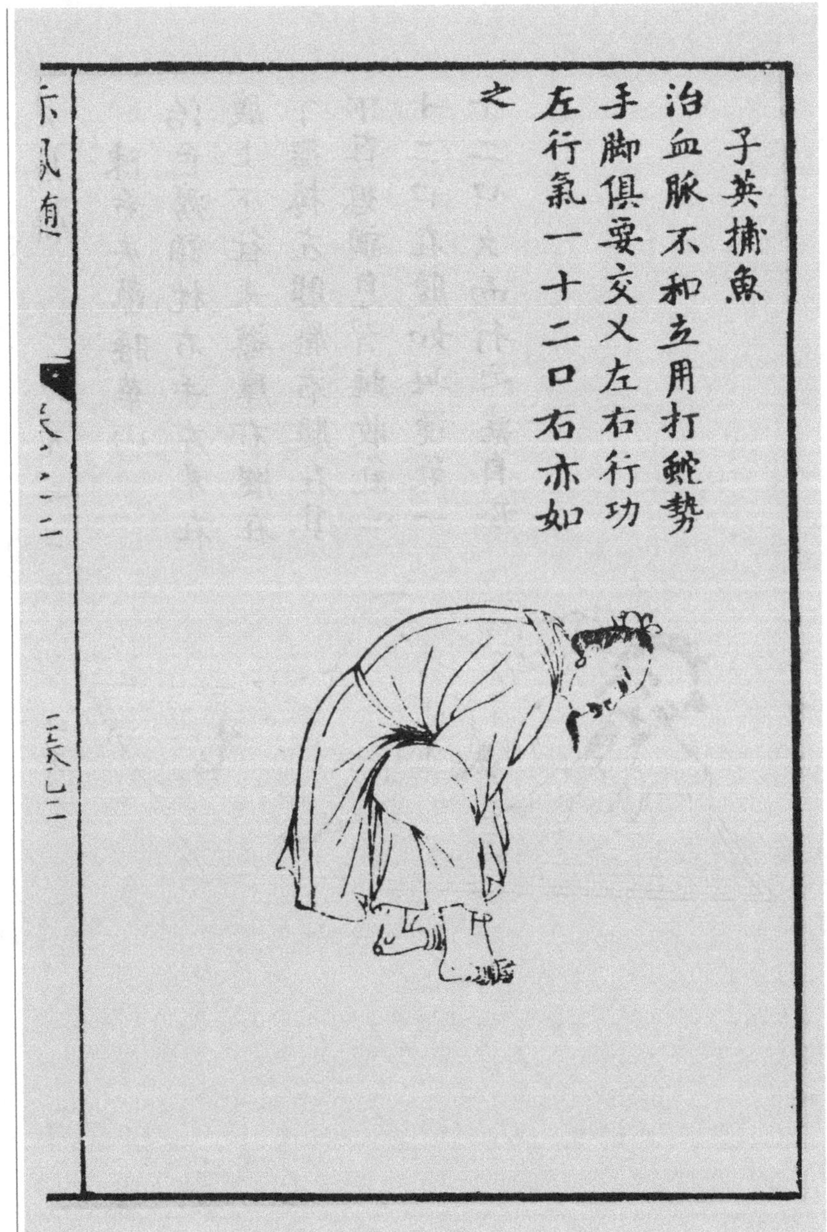

子英捕魚

治血脈不和立用打鮀勢手脚俱要交叉左右行功左行氣一十二口右亦如之

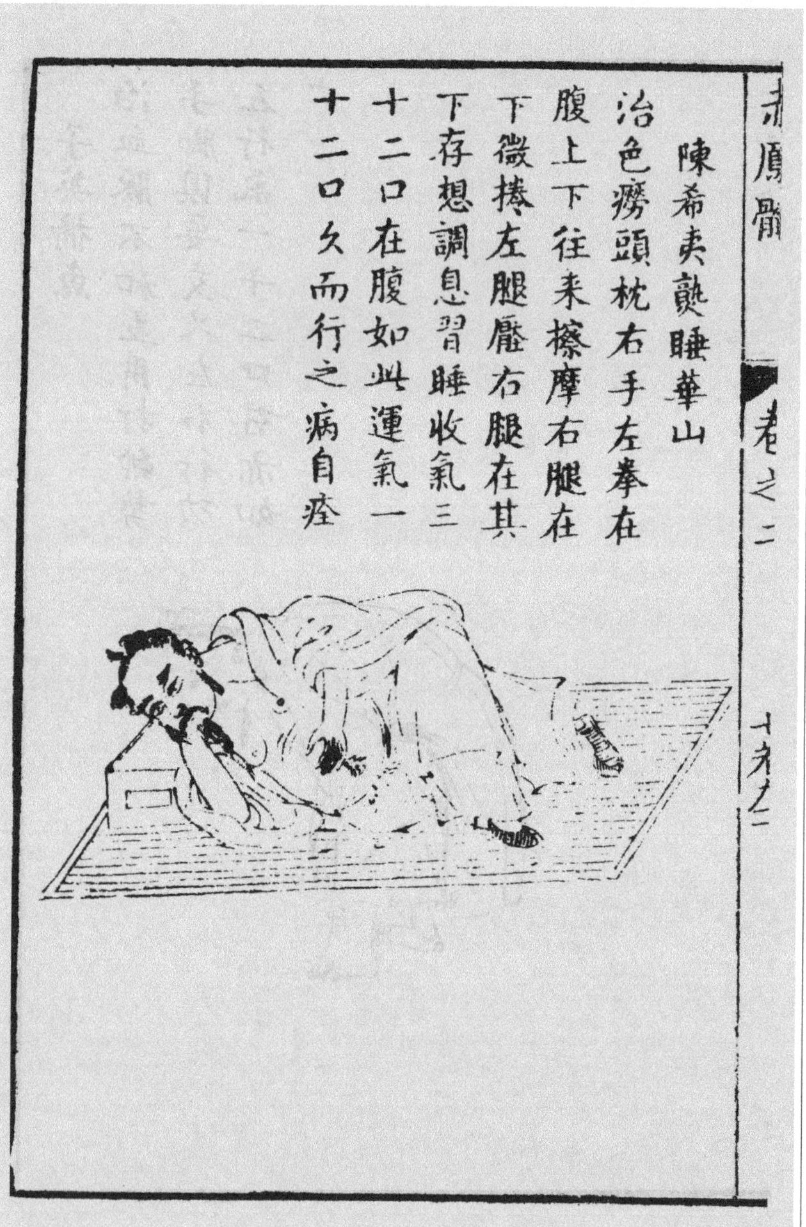

赤鳳髓　卷之二

陳希夷熟睡華山

治色癆頭枕右手左拳在腹上下往来擦摩右腿在下微捲左腿壓右腿在其下存想調息習睡收氣三十二口在腹如此運氣一十二口久而行之病自痊

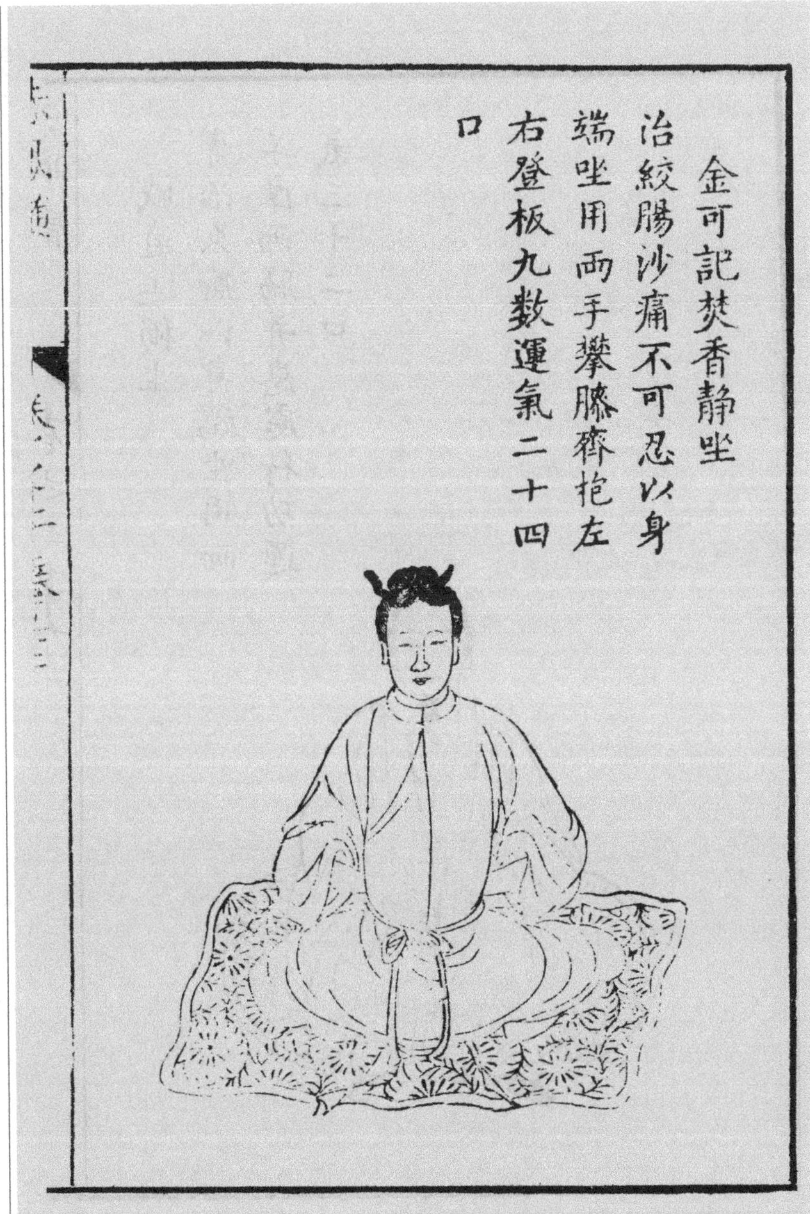
金可記焚香靜坐
治絞腸沙痛不可忍以身端坐用兩手攀膝齊抱左右登板九數運氣二十四口

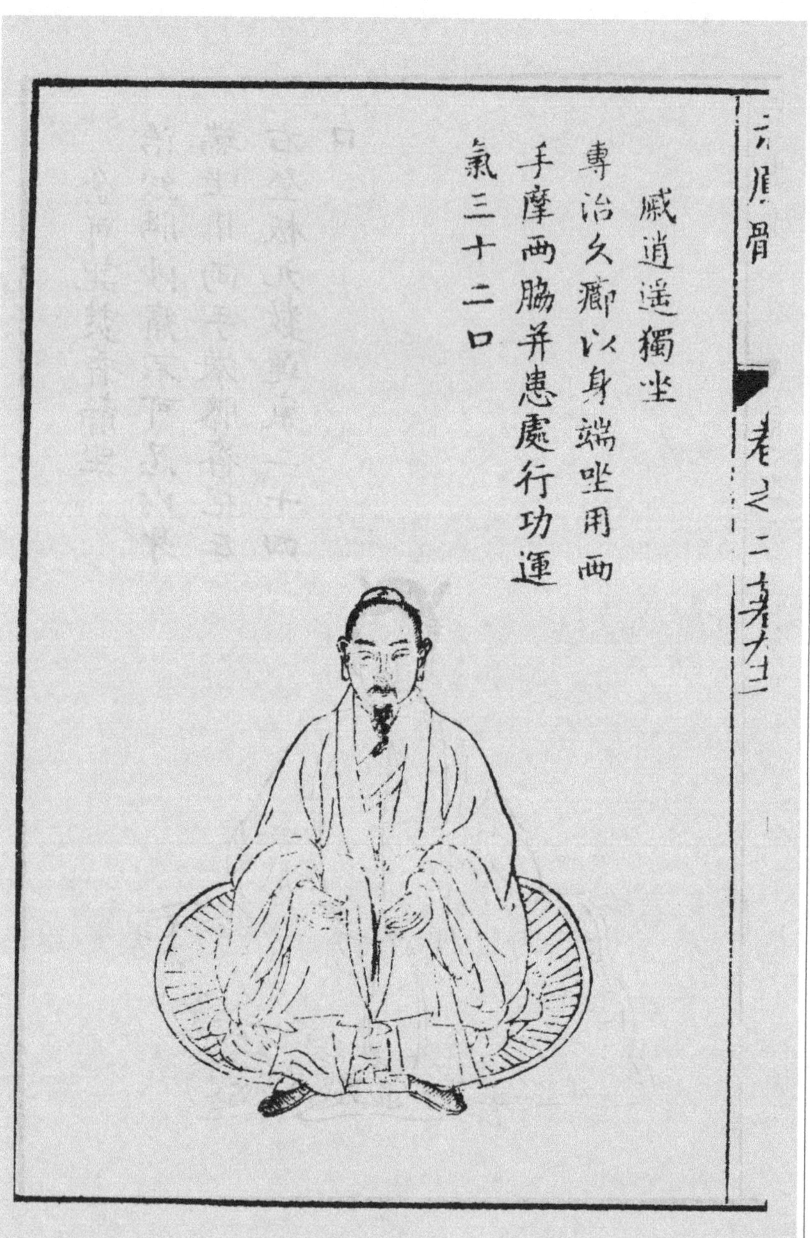
戚逍遥獨坐
專治久癧以身端坐用两
手摩两脇并患處行功運
氣三十二口

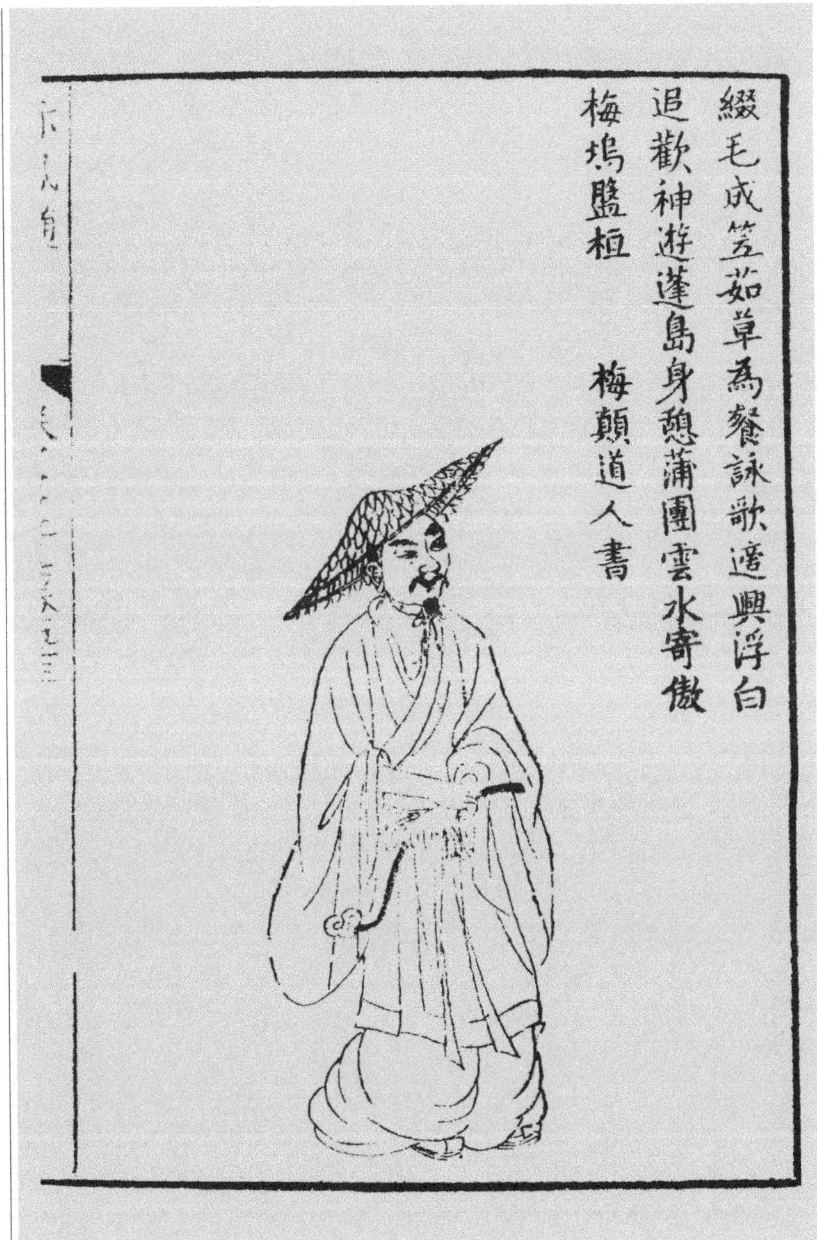
綴毛成笠茹草為餐詠歌遣興浮白
追歡神遊蓬島身憩蒲團雲水寄傲
梅塢盤桓
梅顛道人書

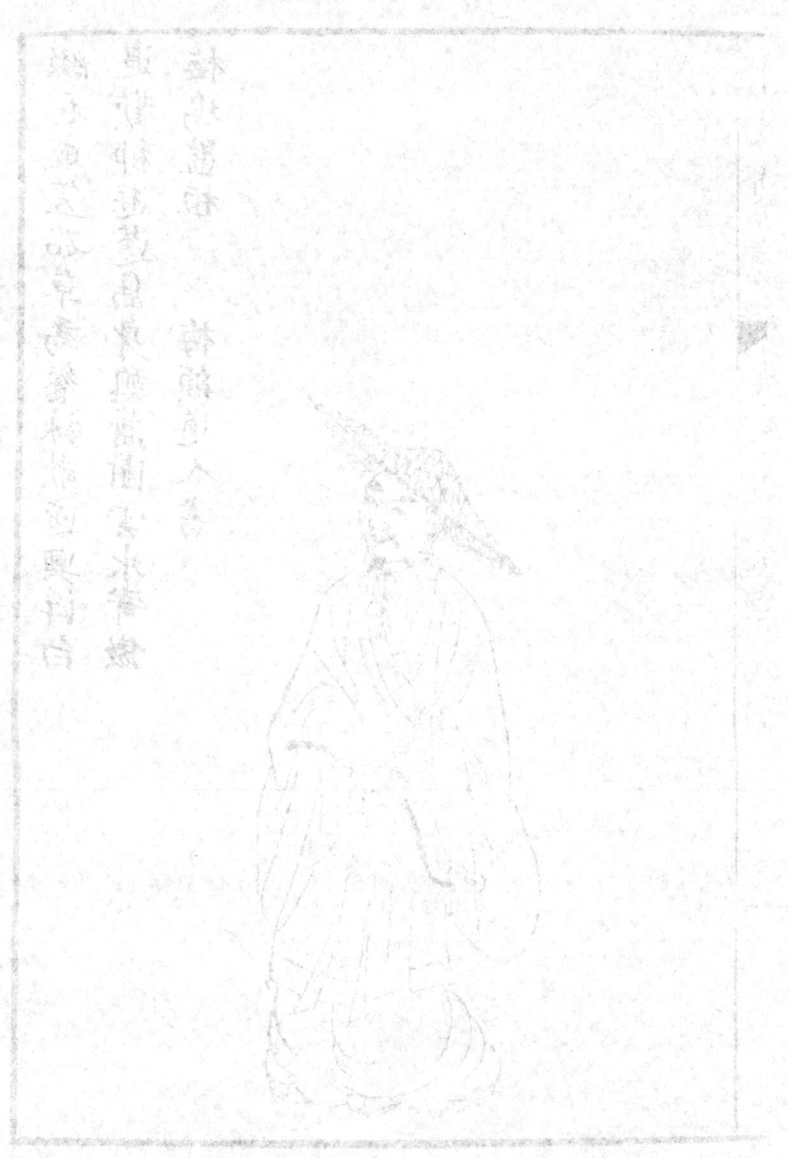

赤鳳髓三卷目録

赤鳳髓三卷目錄終

華山十二睡功總訣

夫學道修真之士若習睡功玄訣者於日間及夜靜無事之時或一陽來之候端身正坐叩齒三十六通逐一喚集身中諸神然後鬆寬衣帶而側臥之訣在閉兌目半垂簾赤龍頭抵上腭並膝收一足十指如鈎陰陽歸竅是外日月交光也然後一手搯劍訣掩生門一手搯劍訣曲肱而枕之以眼對鼻鼻對生門合齒開天門閉地戶心目內觀坎離會合是內日月交精也功

法如鹿之運督鶴之養胎龜之喘息夫人之晝夜有一萬三千五百息行八萬四千里氣是應天地造化悉在玄關橐籥使思慮神歸於元神內藥也內爲體外爲用體則含精於內用則法光於外使內外打成一塊方是入道工夫行到此際六賊自然消滅五行自然攢簇火候自然昇降醞就眞液澆養靈根故曰玄牝通一口胭之飲春酒朝暮謹行特眞陽永不走凡胭之功畢起時揩摩心地次揩兩眼則心身舒暢行住

坐臥大要聚氣凝神神住則氣住氣住則精住精住則形固若神住則無思慮氣住則無呼吸精住則無淫慾然後三元歸一八脉還源七寶無漏血化爲膏始得長生久視修眞之要性靜則情逸心動則神疲蓋神去則氣散氣散則精耗精耗則形枯形枯則死矣故世人之生死皆一夢幻如至人則不然至人無妄無妄則無夢苟有夢亦得其眞非情欲之夢也故其心常虛明神常澄湛無來無去不生不滅安有此輪廻

哉世人妄〻不息情欲交熾心被萬緣所染神無一刻寧靜茫〻乎晝亦夢也夜亦夢也寤亦夢也寐亦夢也臨命終時一片情欲牽扯不斷安得不趨入他途投入異類受此輪廻無有出期自無始以來其性來去皆如此故佛經云恩愛斷生死斷也今之世人只以愛慾貪嗔痴爲樂豈知樂是苦因如蛾之戀燈蠅之貪餳蛾蠅不知自尅其形此乃人盜萬物萬物盜人一切由心之所造也故心者神之宅神者身之主修

行人修箇甚麽無過精氣神三寶而巳神爲君氣爲臣精爲民故五賊侵而精神耗亂五賊泯而國泰民安民安則無治可以長久先要外伏魔精內安眞性煉精化炁煉炁化神煉神還虛此是爲物歸三三歸二二歸一一歸空是爲仙道逆行常靈常存如塵世間衆生日用則神化炁炁化精精化形形化生物是一生二二生三三生萬物此乃人道順行有生有死其生死皆在心之所欲也至於修仙之人心要如如不動

如龍之養珠雞之抱卵蟯螂之滚毬蠮螉之呪子蚌含明月兎子懷胎鷩之射影犀之望星功到則如禾之凝露瓜之脫蔕是神之運用神者氣之母精者氣之子神氣相抱精自歸源凝結不散即嬰孩由父母之所生也妙在存神於斯中始得二氣交感於黃庭三華混一於元竅聖胎成而眞神蛻化出離生死超然成道如此行持一百日龜息三百日成丹二年身輕心靈上開八門七孔及眉心一門三年飛昇以達希夷

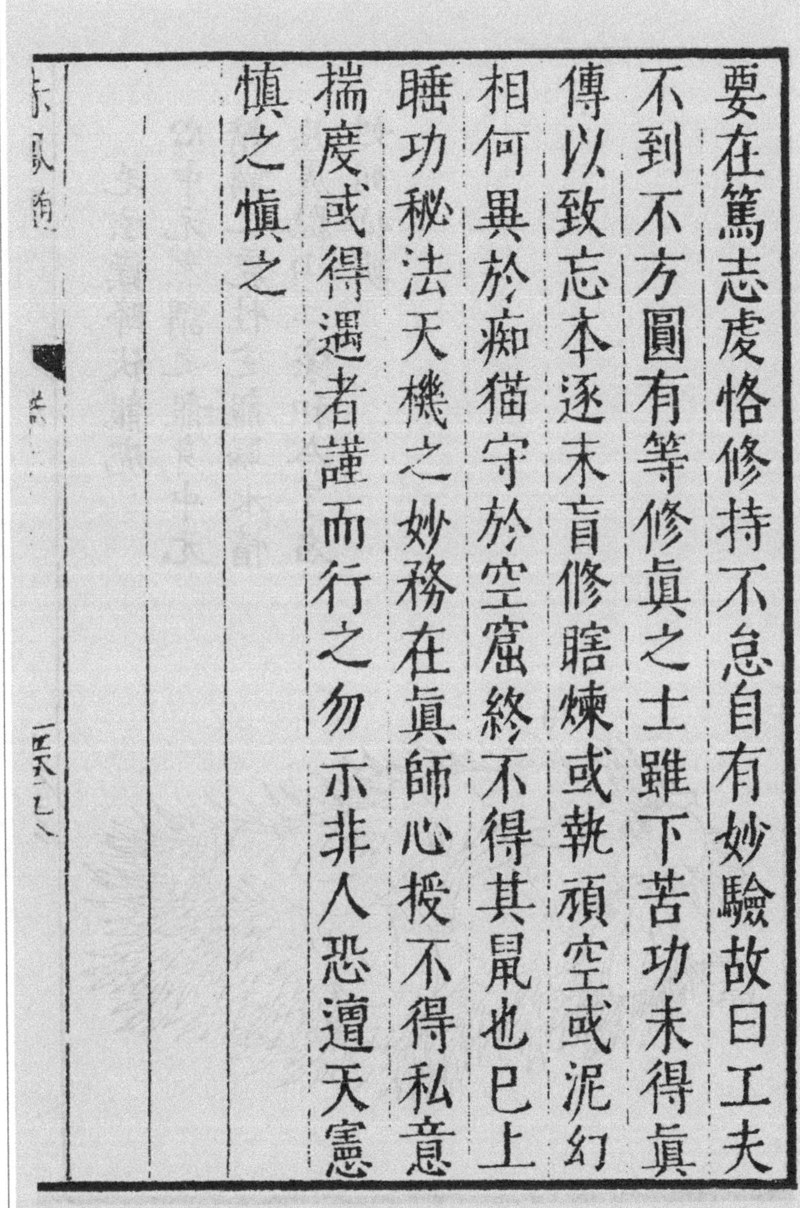
要在篤志虔恪修持不怠自有妙驗故曰工夫不到不方圓有等修真之士雖下苦功未得真傳以致忘本逐末盲修瞎煉或執頑空或泥幻相何異於痴猫守於空窟終不得其鼠也巳上睡功秘法天機之妙務在真師心授不得私意揣度或得遇者謹而行之勿示非人恐遭天憲慎之慎之

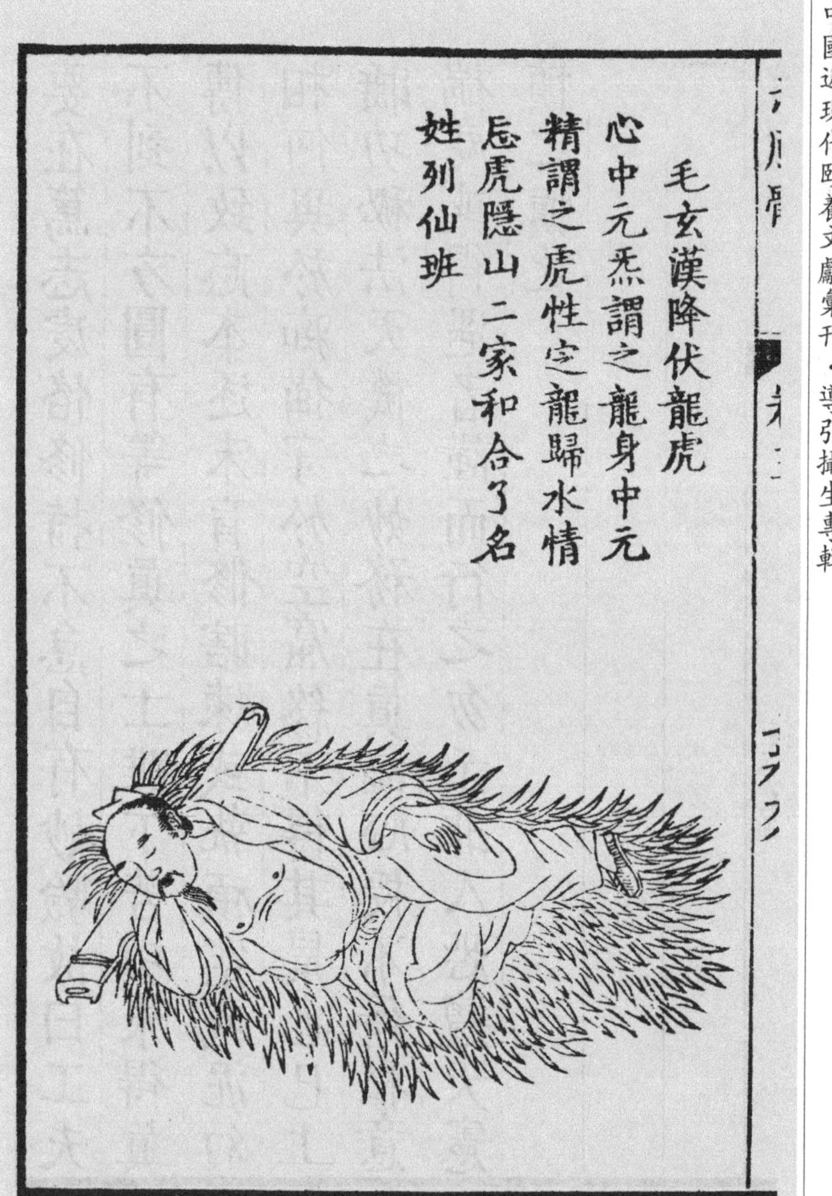
毛玄漢降伏龍虎
心中元炁謂之龍身中元
精謂之虎性定龍歸水情
忘虎隱山二家和合了名
姓列仙班

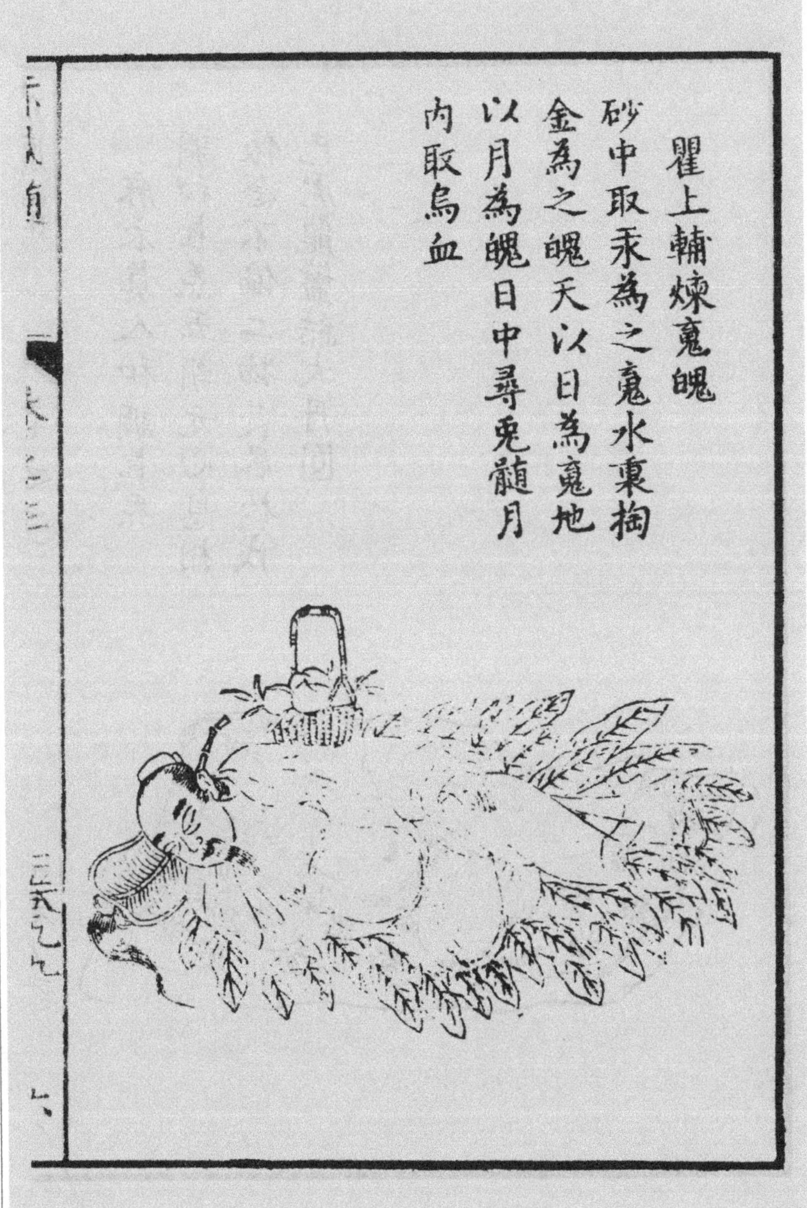
瞿上輔煉竈魄
砂中取汞為之竈水裏掏
金為之魄天以日為竈地
以月為魄日中尋兎髓月
内取烏血

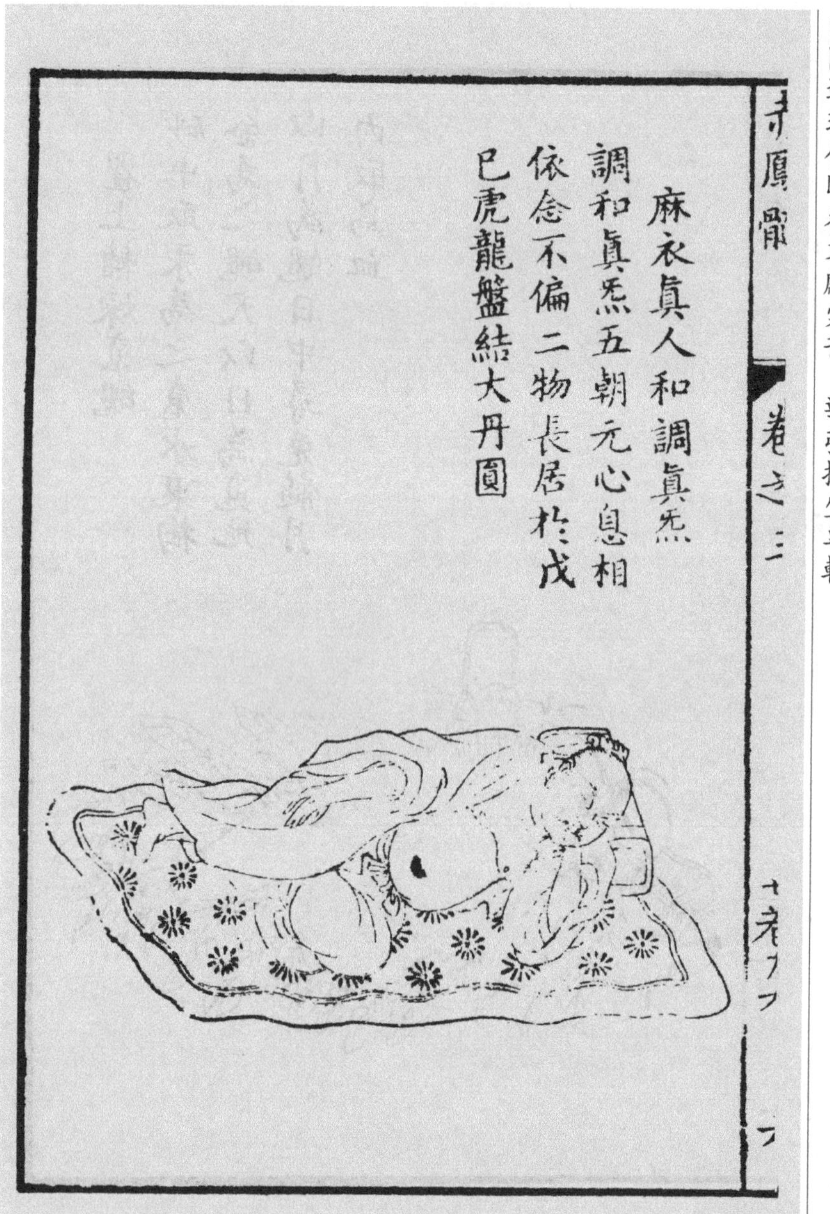
赤鳳髓
卷之三
麻衣真人和調真炁
調和真炁五朝元心息相
依念不偏二物長居於戊
巳虎龍盤結大丹圓

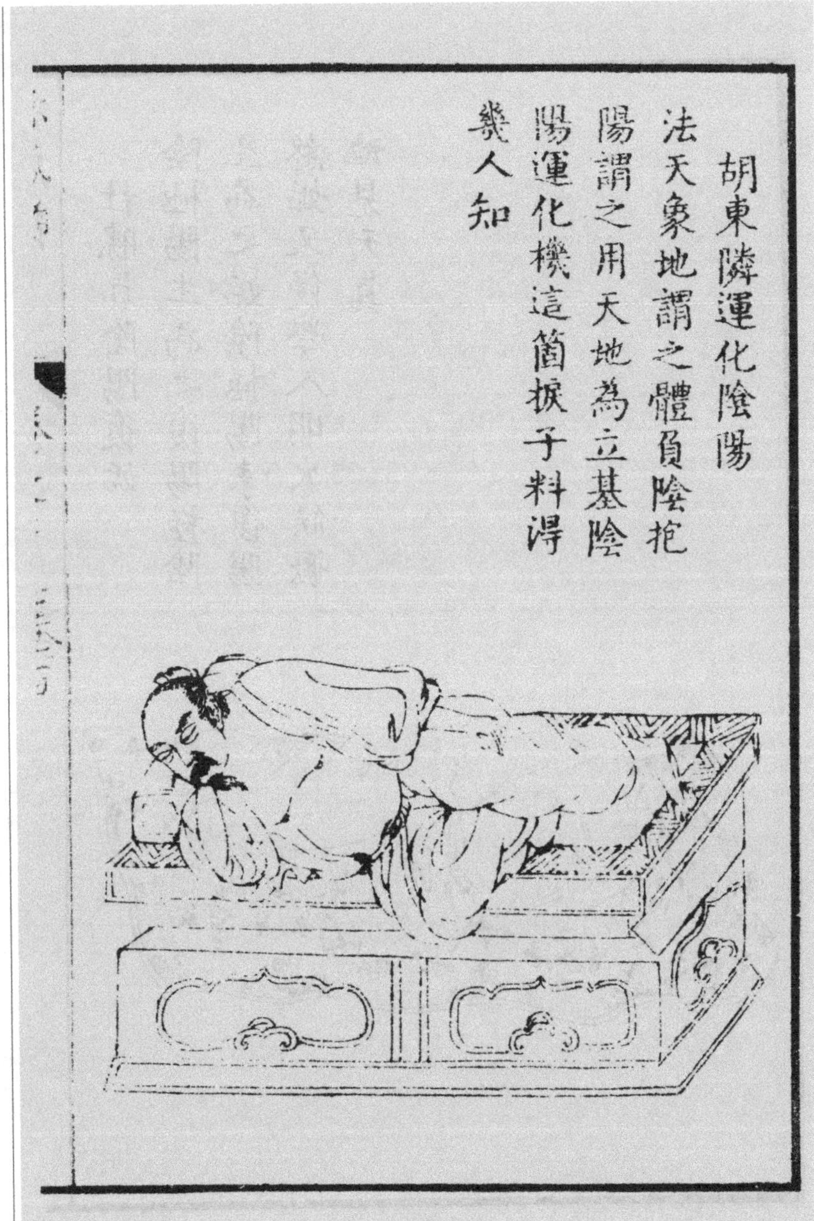
胡東隣運化陰陽
法天象地謂之體負陰抱
陽謂之用天地為立基陰
陽運化機這箇捩子料得
幾人知

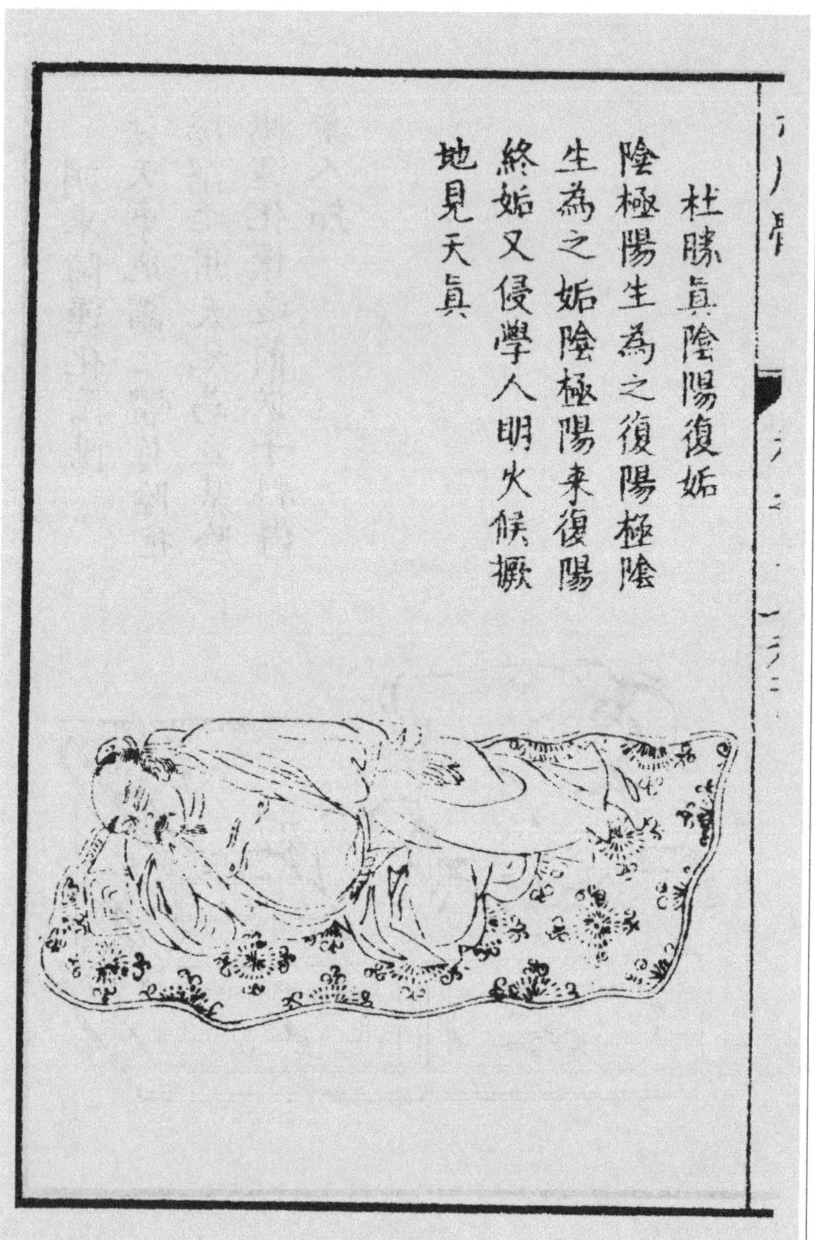
杜睠真陰陽復姤
陰極陽生為之復陽極陰
生為之姤陰極陽来復陽
終姤又侵學人明火候撅
地見天真

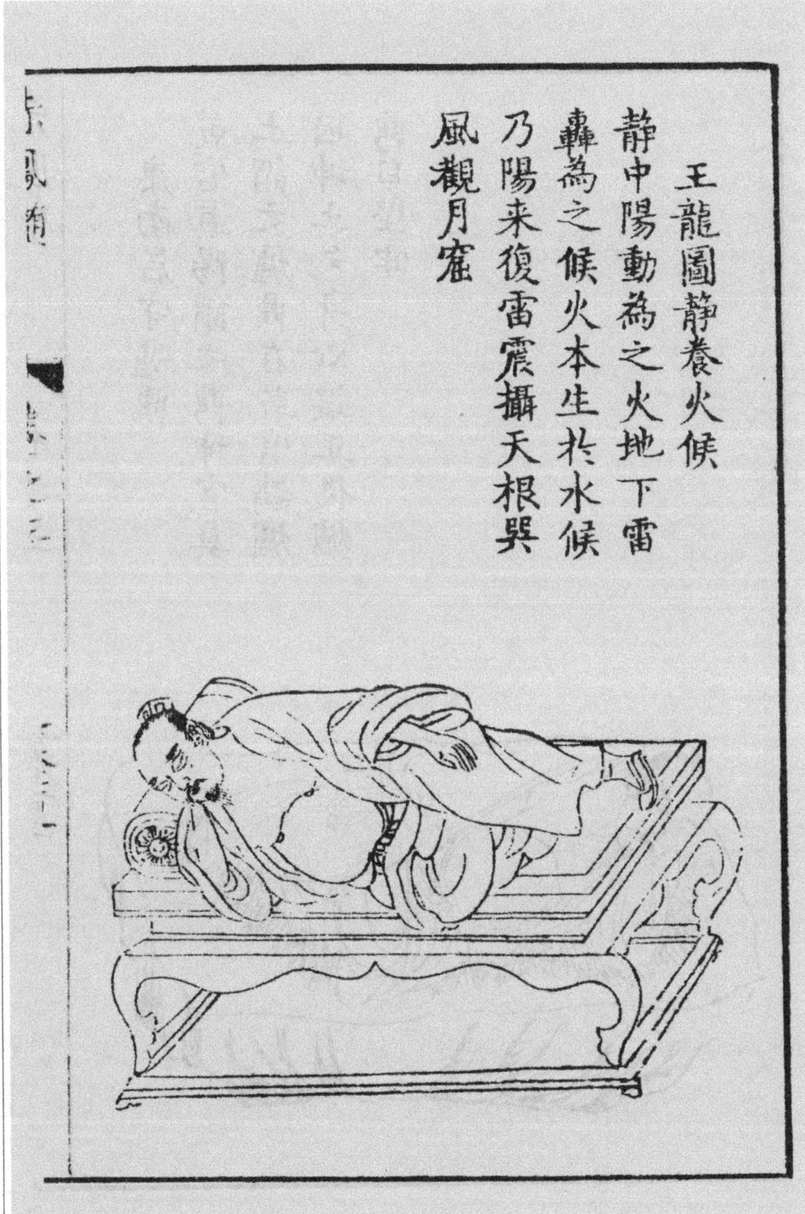

王龍圖靜養火候

靜中陽動為之火地下雷轟為之候火本生於水候乃陽来復雷震攝天根巽風觀月窟

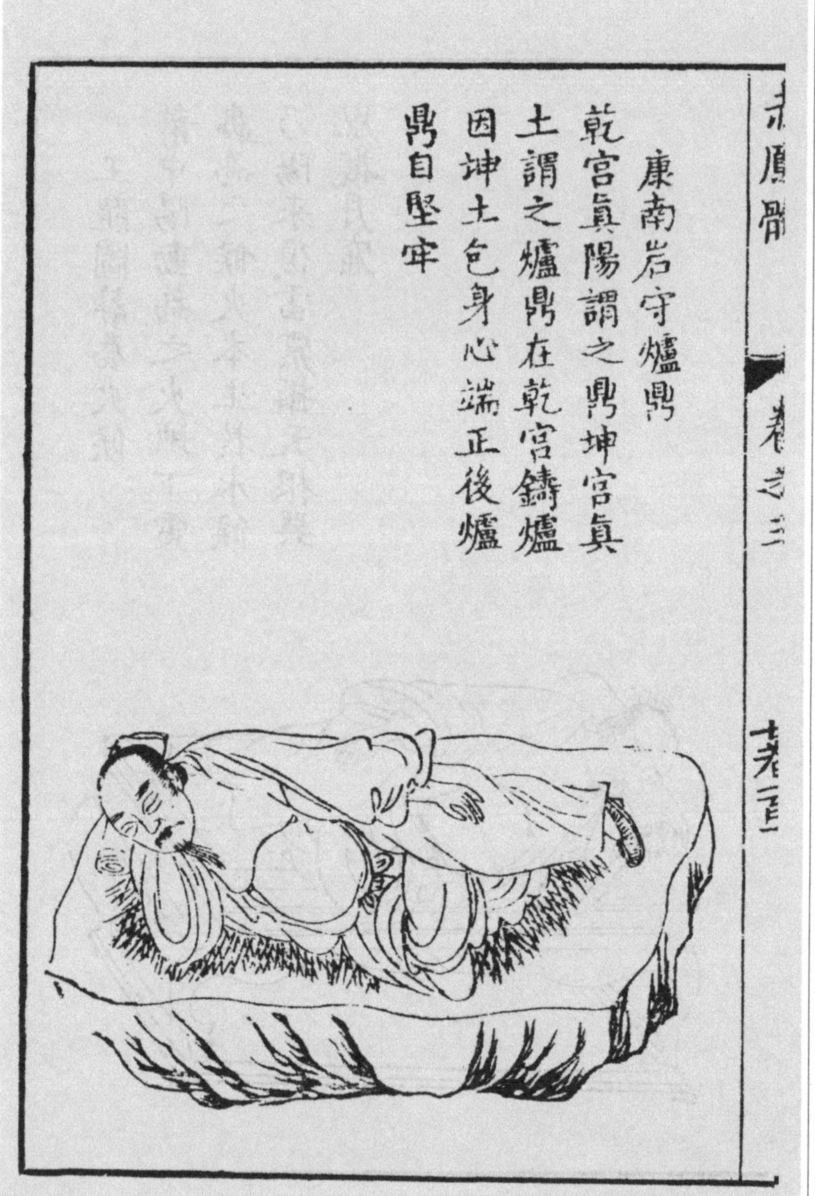

赤鳳髓 卷之三

康南岩守爐鼎

乾宮眞陽謂之鼎坤宮眞土謂之爐鼎在乾宮鑄爐因坤土包身心端正後爐鼎自堅牢

張怡堂煉成靈寶

萬神不散爲之靈一念常存爲之宝自存身中宝施之便有靈誠能含蓄得放出大光明

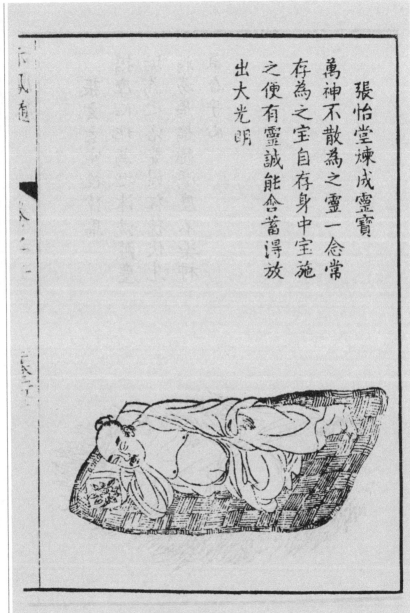

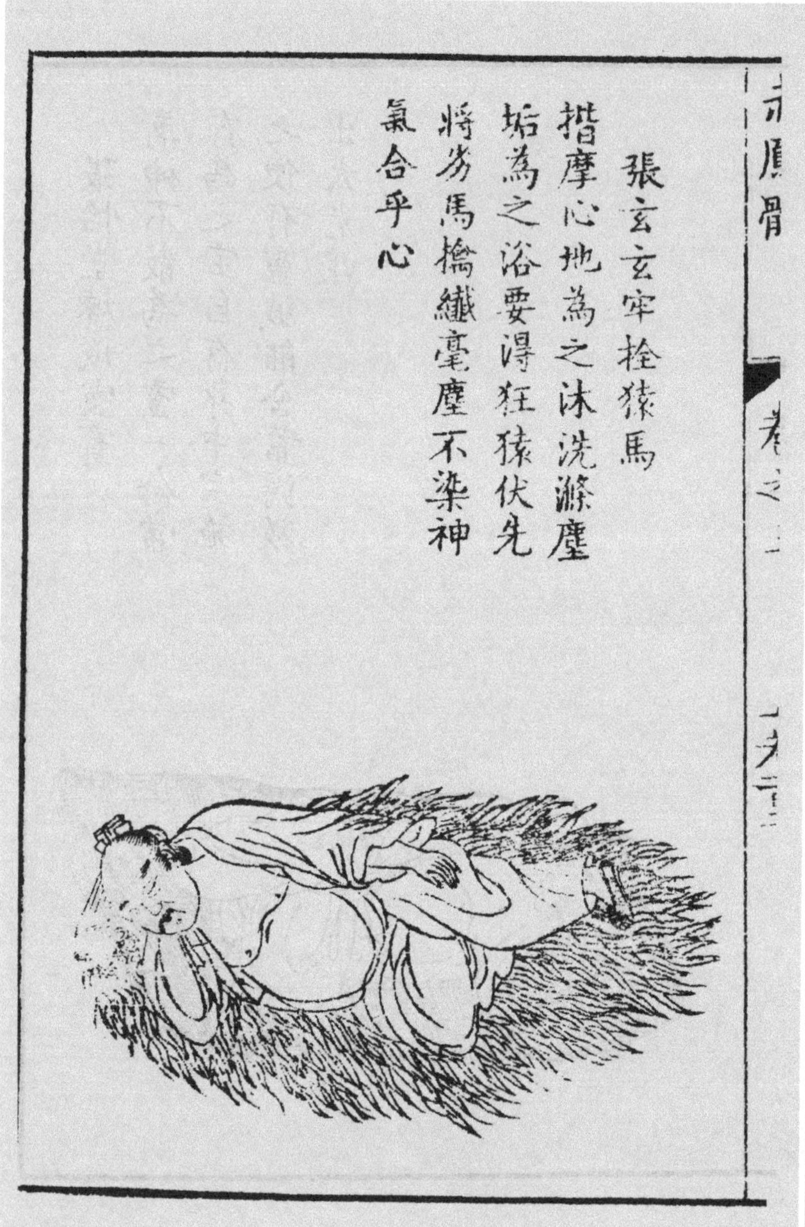

赤鳳髓　卷之二

張玄玄牢拴猿馬

揩摩心地為之沐洗滌塵垢為之浴要得狂猿伏先將劣馬擒纖毫塵不染神氣合乎心

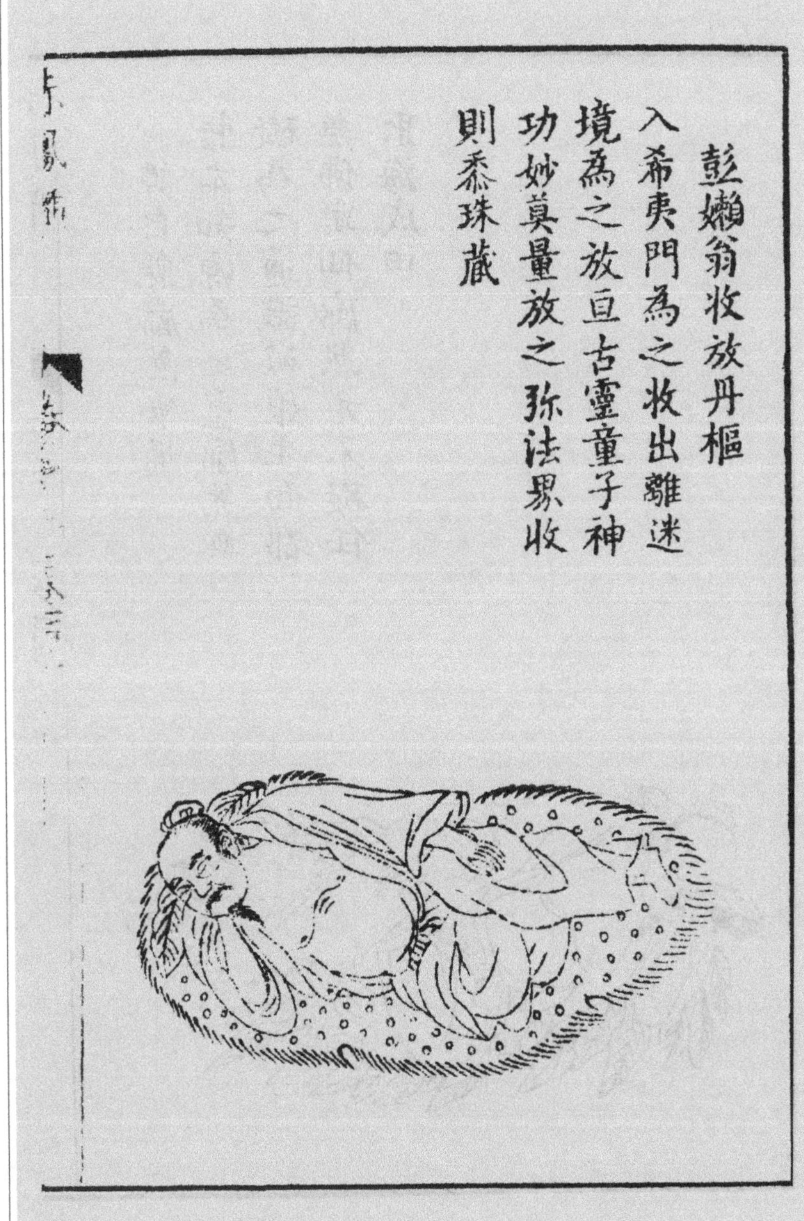

彭嬾翁收放丹樞

入希夷門為之收出離迷境為之放亘古靈童子神功妙莫量放之弥法界收則黍珠藏

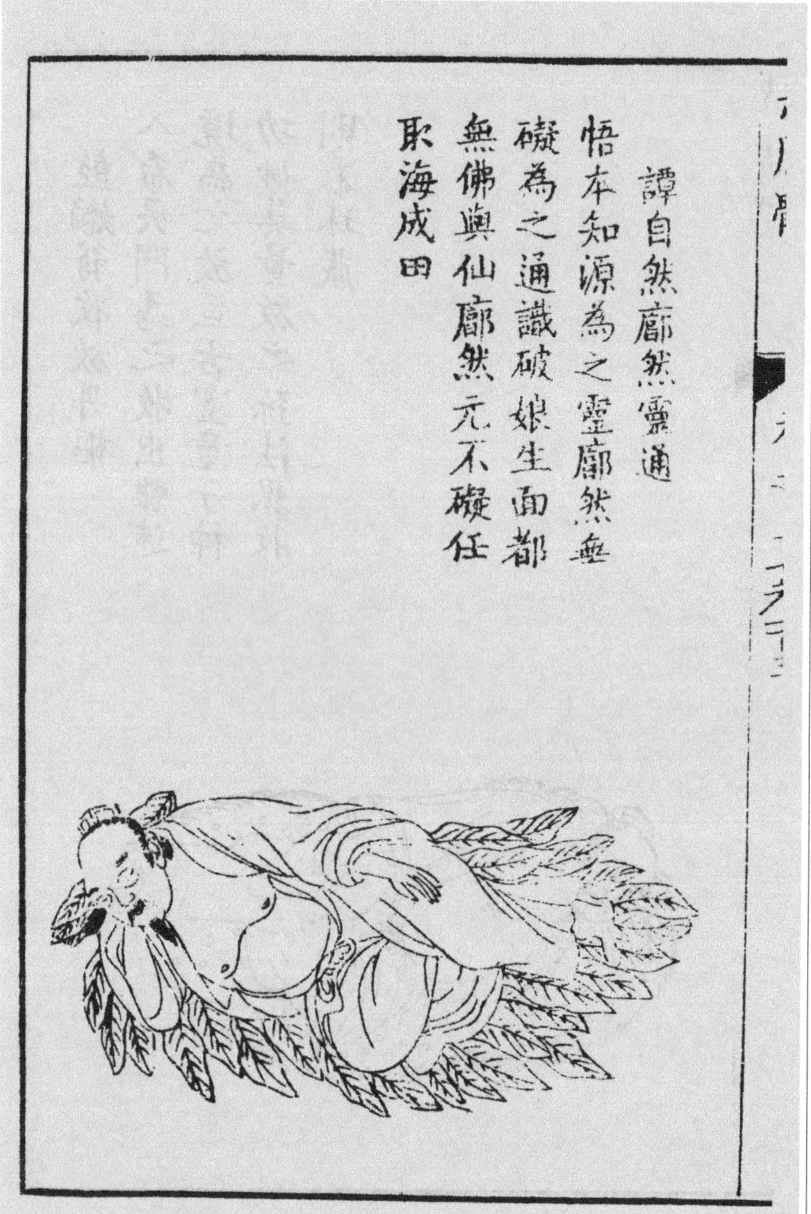

讚自然廓然靈通

悟本知源為之靈廓然無礙為之通識破娘生面都無佛與仙廓然元不礙任取海成田

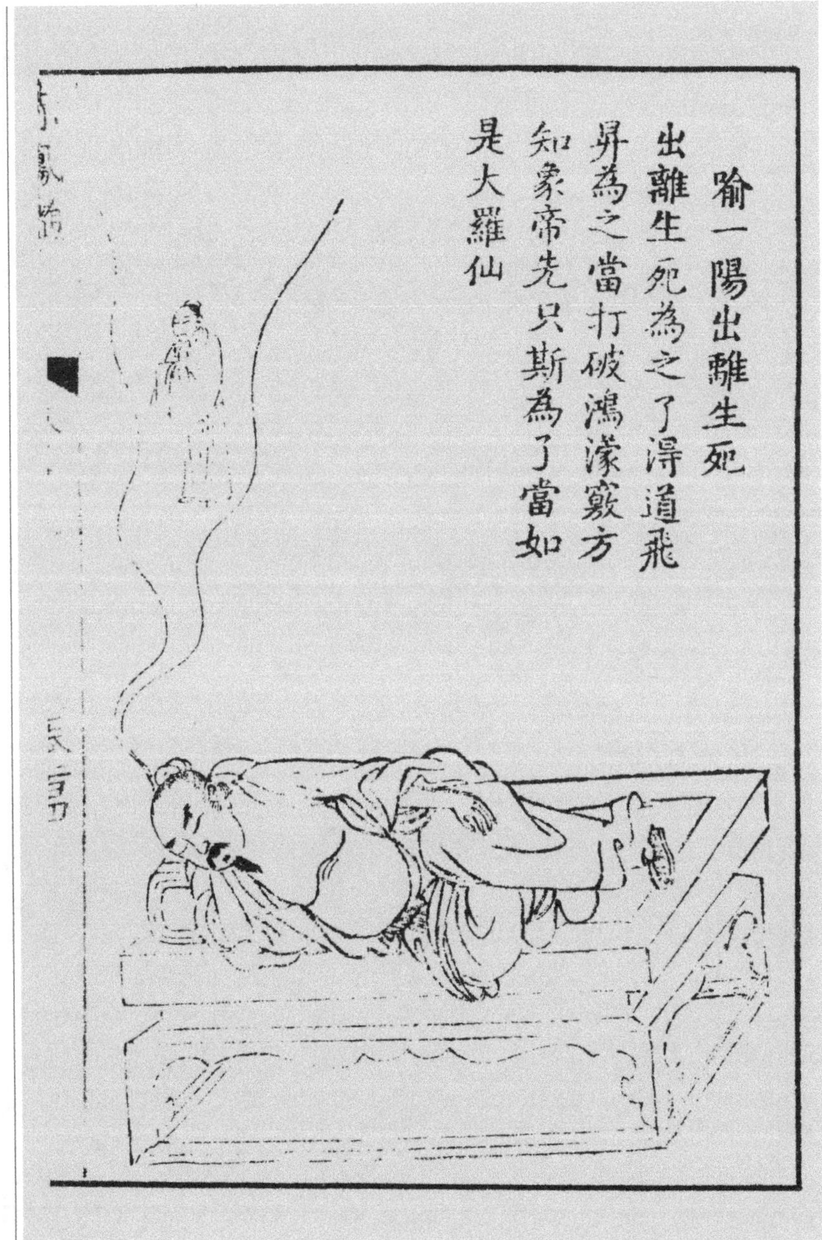
喻一陽出離生死
出離生死為之了得道飛
昇為之當打破鴻濛竅方
知象帝先只斯為了當如
是大羅仙

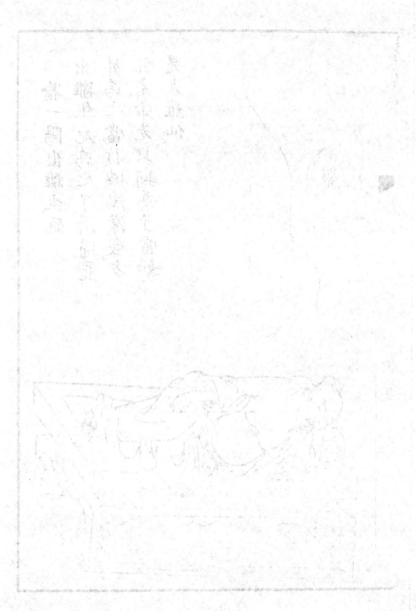

跋

夫善攝生者導其血脉强其筋骨使榮衛貫通脈絡和暢自能合天地運行之晷度陰陽闔闢之機宜而外患不干精神完固長生久視之術所由至故人之行不行而脩短之數不齊耳梅顛周道人取列仙態經鳥伸之術類輯成一家之言俾人起葆真之由以躋仁壽之域其衛世惠人溥矣夫道人之學仙術已久若此集則所謂遵前哲之軌躅順生人之便安清脩之士執

是以爲指南即鍾呂復生無以神其業此固上清之階級陸海之梯航信可寶也因識之篇末使世之聱梅仙而慕者即此梅顛云

茂苑文水文嘉識

導引圖七十有二種道人梅顛氏所輯凡卧起俛仰展轉屈伸揣摩不一狀每圖按以古仙人法盖運氣屏邪術也曰是可以却某疾某疾噫有裨哉斯編乎其易而易知簡而易能乎夫以導引名謂逆者順之促者舒之邪者正之沮洳

者融液之點蕩者和濟之誠攝生之要旨消癰之玄訣也廣成子云木去火則不灰人去性則不死火出而神散神散而氣離氣離而身亾國有奸君斯危身有邪氣乃斃奸去則清邪去則寧久而行之庶幾三尸逸六賊遁百脈調太和暢何疾之不可却而年之不可長也

臨官沂陽王文禄識

余少而有尫羸之疾則聚族而謀養生採苓餌术烹鍊炮灸之攻月不日暇然而體不加腴急

則且付之無若彼何矣廼天啓風靈假以遘會遂悉心冥漠之道捐牀帷謝閨閤幽棲蠖屈讀道德黄庭而揣摩其竅奥不帀朞而氣充然旋復不惟疾愈顧飄飄然有噓雲吸露之思矣自是探山尋谷結緣名流凡有所遇必罄其所得往歲嘗裹糧游黄山白嶽之間見其逸老皆耆頤多壽有年百旬以上者遂相與趺坐譚話貽詩結盟今雖塵鞅縛我登山之躡而心神無不之也弟以毋項垂白兒頷尚黄無强宗大昆以相

蔭庇而又係名縣籍中則亦搶榆於蟻垤蜂衙中耳要之冰蚕吐絲非本色也故寻先後所梓導引吐納之書不一而足或有疑予爲泛誕不經且謂身居火坑而作清涼想也噫菌生蟪年顱毛且種種作艾色也余縱不能發宛委委藏度索之秘以嗃呷青霞白鳳之章即秦人之桃花商岩之芝草可採而茹也求之吾黨倘有赴斯盟者則是書請爲之先容

梅顛道人周履靖識